だいわ文庫

精神科医が教える

こじらせない心の休ませ方

保坂 隆

大和書房

はじめに ――自分に合った「心のトリセツ」を見つけよう

心の中がごちゃごちゃで、自分を見失っている人がたくさんいます。もしかすると、あなたもそうではありませんか。

ストレスの多い毎日の生活で、自分の思い通りにならないイライラ、落ち込みからくる焦り、自分に対しての嫌悪、周囲の人への嫉妬、こだわりや許せない気持ち、将来への不安、過ぎたことへの後悔……。そんな気持ちに襲われることは誰にもあるでしょう。

そして、**頭の中でいろいろ反芻《はんすう》しているうちに、ストレスはどんどんモンスター化して、心がこじれ、ついには心が壊れてしまう**人もいるのではないでしょうか。

典型的な例をお話しすると、なにごともネガティブに考える人がいます。あるスポーツ選手は「今度の試合は負けるかもしれない」と思ううちに、「きっと負けるに違いない」と決めつけてしまうといいます。

また、人とのつながり方がわからなくなり、他人を怖い存在に感じてしまう人もいます。「あの人は私と話したがらない」と思うと、「きっと私の悪口を言っているはず」と思い込んでしまいます。

チームの仕事がうまくいかなかった場合には、自分のせいではないのに、「自分が原因かもしれない」と考え、「やっぱり私が悪いのだ」と過剰に自分を責めてしまうわけです。

ストレス社会に暮らしていると、誰でも、多かれ少なかれ、不必要で意味のない感情に取り憑かれがちです。ただ、無価値感や劣等感等のような絶えず襲ってくる「不要な考え」をなかなか断ち切れない人を見ると、大きく3タイプに分かれるのではないかと思います。

・自尊心が低く、自分の気持ちを軽視したり無視したりしてしまう

・フタをしたつもりでも、過去のつらい経験や記憶を蒸し返してしまう
・将来について悲劇的な予測をしてしまう

これらのどれかにはまり込むと、頭はたちまちいっぱいいっぱいになってしまうでしょう。

そのため、突発的な出来事にすぐ気持ちが折れてしまったり、がんばっているのに虚しさを感じたり、存在しない問題さえもつくり出し、それがリアルなものと思い込むようになるのです。

限られた自分の人生を、こんな気持ちに振り回されて時間を無駄遣いするなんて、もったいないではありませんか。

そこで、こうした心の回路を整え直していくこと、つまり、「自分の心のトリセツ」を発見して、ストレスを減らしてほしいと思うのです。

人はポジティブになることもあれば、ネガティブになるときもあります。もちろん、無理に悩みを打ち消して常にポジティブになる必要はありません。

とはいえ、ずっと引きずっている悩みや悪い流れをリセットできれば、狂ってしまった心のバランスを取り戻すこともできるのではないでしょうか。

こじれた心の回路を修正することで、「いままでの自分」とは違った、「そうじゃない自分」が見えてくると思います。

この本を読んで、いままでの自分から脱皮して、ぜひ「こじらせない心」をつくり、新しい世界を見つけてください。

2023年2月

保坂 隆

第2章

比べてもしかたない

独り相撲をしていませんか？

第3章

離れてもいい

もっと肩の力を抜いてつき合ってみる

第4章

ガマンしなくていい

ちょっとくらい自分中心でかまわない

第5章

無理しなくていい

いい加減でやめる。それがうまくやるコツ

第6章

自分を粗末にしない

気持ちが休まらないとき、どんな手を打つ？

第7章

気にしなくていい

そんなにあせらなくても、大丈夫！

第8章

うまくできなくてもいい

合格点のハードルをグンと下げてみよう

第1章

放っておかない

心の風向きは自分で変えられる

放置していると、ストレスは「モンスター化していく」

「ここのところ、妻が『胃が痛い。もしかして胃潰瘍かも……』って。専業主婦だから胃潰瘍になるストレスなんて感じてないと思うけど、念のため病院で診てもらったほうがいいですかね」

ある会合で久しぶりに顔を合わせた知人からこんな質問を受けました。私は、「専業主婦だからストレスを感じないというわけではありませんよ。いまお聞きしただけでは原因はわかりませんが、とにかく一度、検査を受けたほうがいいのでは」と答えてから、念のため「ところで最近、奥さまに環境の変化などがありましたか？」と聞いてみました。

すると彼は「環境の変化ねぇ……。妻にはないと思いますが、私にはありますよ。めでたく定年を迎えて、毎日ノンビリできるようになったんです」とうれしそうに答えたのです。問診したわけではありませんが、私には奥さんの胃痛の原因がわかったような気がしました。おそらく病名は「**主人在宅ストレス症候群**」です。

主人在宅ストレス症候群とは、夫が定年退職して四六時中家にいることが妻のストレスとなって積み重なり、**ある時点からさまざまな問題（ストレス反応）が心身にあらわれる**ことをいいます。

反応の代表的なものは胃の痛みでしょう。ストレスで自律神経の働きに異常が起きると、胃粘液の分泌量が減って胃粘膜の抵抗力が低下します。そこに大量の胃酸が分泌され、炎症や潰瘍を引き起こすために痛みが出ます。放っておくと胃潰瘍や胃がんなどになることもあります。

ほかにも肉体的影響としては、十二指腸潰瘍や潰瘍性大腸炎、気管支喘息、偏頭痛、心臓神経症、神経因性膀胱などが挙げられます。

心理面では、気分の落ち込みや孤独感、健忘症、うつ病、摂食障害（過食や拒食）などが起きると同時に、怒りっぽくなる、引きこもりがちになる、飲酒量が急激に増加するなどのケースがあります。

ただし、どのくらいストレスを受けると心身に変調があらわれるかは、人によって大きな差があります。この強弱を**ストレス耐性**と呼んでいますが、ストレス耐性が弱い傾向の人は、とくにストレスをため込んでモンスター化させないように心がけてほしいのです。

気をつけてほしい第一のタイプは、**悲観的に考えがちの人**です。この傾向の人は、たとえば「今回のプレゼンテーションはうまくいきそうにない」などと、物事をネガティブに考えがちです。これがストレスになると、企画のつくり込みも半端になり、プレゼンの当日に体調を崩したりします。

第二のタイプは、**真面目な人や責任感の強い人**です。真面目すぎる人や責任感の強い人は、一度決めたことを「なんとしてでも続けなければいけない」と考え、自分を追い込んでしまいがち。自身に「○○しなければならない」という強制をすると、心の中に強い反発とストレスが生まれます。「心理的リアクタンス」という心理によるもので、子どものころに親に「勉強しなさい！」と言われると、かえって勉強したくなくなった、あの天邪鬼《あまのじゃく》な気持ちと同じです。

しかも、自身に強制する場合は、この反発やストレスがさらに大きくなりますから、真面目な人や責任感の強い人ほど常に大きなストレスを抱えている状態にある可能性が高く、ちょっとしたストレスが追加されただけで限界を突破してしまうかもしれません。

第三のタイプは、**ストレスに強いと自称している人**です。「ストレスなんて気にならない。たとえ感じても気合いで吹き飛ばすから大丈夫」という〝元気な人〟もいるようですが、エスエス製薬の調査によると、ストレスを我慢する傾向のある人はそうでない人よりも胃痛を起こす割合が2倍以上に達するそうです。

自分がストレス耐性に弱いと思う人は、モンスター化する前に、そのストレスに対応しなければなりません。

放っておいてはいけない問題を抱えすぎていませんか

小さな「ストレッサー」にも気づけるようになろう

百人百様という言葉がありますね。百人いれば、その様子は百人とも違っているもの……ということですが、これは、ストレスについても当てはまるようです。

ある日、珍しく午後早い時間に帰宅すると、妻がこめかみに指を添えながら出迎えて、「最近、ご近所でリフォームをしているらしく、一日じゅう工事の音がするの。それが頭に響いちゃって……」。

「そうなんだ」と耳を澄ましてみましたが、真っ先に聞こえてきたのは、つけっぱなしになっているテレビの音で、工事の音は、そう言われてみればトンカン聞こえるかな、くらい。まあ、リズミカルでいいじゃないかくらいにしか思いませんでした。

「そんなに気になるかな」と言おうとすると、それを察したように妻は、「あなたには気にならなくても、私には気になるのよ」と訴えるのです。

これこそ、**人によってストレス耐性が異なる**という典型例です。

ストレスというのは、もともとは物理学用語でした。とても簡単にいうと、ボールを強く押すと凹む状態のこと。物理学の世界では、この凹み方やひずんだ形状をストレスと呼びます。

そして、人間の心身にもボールと同じようなことが起きると考えた生理学者がいました。カナダのハンス・セリエ博士です。セリエは外界から加えられた刺激に対して生体が起こす反応をストレスと呼び、**ストレス反応を引き起こす外界からの刺激**をストレッサーと名付けたのです。

なにがストレッサーになるかは、人によって異なります。それは、先ほどの「工事の音」に対する私たち夫婦の捉え方からもわかります。音にさらされている時間が違いますから一概にはいえませんが、少なくとも私は気になりませんでした。しかし、妻には頭痛を起こすほどのストレッサーだったようです。

前述した知人の奥さんの胃痛の件についても、私はおそらく主人在宅ストレス症候群だろうと考えていますが、知人は「専業主婦だから胃潰瘍になるほどのストレスなんて感じてないと思う」と言い切り、**自分がストレッサーになるはずなどないと思い込んでいる**ようでした。

主人在宅ストレス症候群の発症は、たとえば「夫が一日じゅう家にいる」「夫が昼まで寝ている」「暇なくせに布団をたたんでくれない」「家事を手伝ってくれない」「食事を三度三度つくらなければならない」「好きなテレビ番組を見せてくれない」などが原因だとされています。

定年を迎えて在宅時間が長くなった夫は「些細なことだ」「とるに足らないことさ」と思うのでしょうが、いままで昼は一人で自由な時間を過ごしていた奥さんにとっては、これら一つひとつが、かなり強力なストレッサーになってきます。

人によってなにがストレッサーになるのかは異なると話しましたが、大阪樟蔭女子大学名誉教授の夏目誠博士は、2000人以上を調査し、ストレッサーの平均を出しています。

働く男性にとって最も大きなストレッサーになるのは「配偶者の死」で100

点満点中83点。これに、「会社の倒産」「離婚」「親族の死」などが続きますが、「結婚」や「個人的成功」などの吉事もストレッサーになっているのが興味深い点です。

また、主婦にとっても最大のストレッサーは「配偶者の死」で83点をつけていますが、これに「離婚」「夫の会社の倒産」「子どもの家庭内暴力」「夫の浮気」などが続くなど、働く男性と微妙に異なっていることがわかります。

ちなみに、働く男性が「ここまで耐えられる」と答えている点数は74点で、現在のストレスレベルは48点。また、**主婦が耐えられる点数は69点**で、現在のストレスレベルは49点ですから、私の知人の「妻は専業主婦だから胃潰瘍になるほどのストレスなんて感じてないと思う」という考えが間違っていることが、この結果からもわかるのではないでしょうか。

「気にかけなければいけないこと」を総点検

心はいつも「警報のサイレン」を鳴らしてくれている

「現代社会にはストレスが多い」とよくいわれます。いやになるほど聞く言葉です。でも、それが事実であることは、厚生労働省が毎年行っている「労働安全衛生調査」の結果を見てもわかります。

令和3年の調査によると、現在の仕事や職業生活に関することで、**強い不安やストレスがあると感じている労働者の割合は53・3%**に達しているそうです。つまり、過半数の人が、かなりのストレスを感じているわけです。

具体的なストレスの中身については、「仕事の量」が43・2%と最も多く、次いで「仕事の失敗、責任の発生等」が33・7%、「仕事の質」が33・6%となっています。

私の見聞でも、仕事以外に、「家族や友人、恋人などとケンカしたりトラブルを抱えている」「引っ越しや転職、結婚・離婚などで生活環境が大きく変化した」「家族や友人、恋人、ペットなどが病気になったり亡くなった」などがストレスの原因になりやすいようです。

ただし、以前にも触れた通り、同じ程度のストレスでも、強く感じる人とさほど気にならないという人がいるのです。ストレスに関する最も大きな問題は、実は、この**「さほど気にならない」と答えた人**にあると私は思っています。

この中には「ストレスをまったく感じていない」という強い精神力をもった人もいるのでしょうが、大多数の人は「ストレスを感じていることに気づいていない」のではないかと思うのです。

とくに注意したいのは、**複数の異なったストレスが同時に生まれたとき**です。たとえば、「仕事が忙しくなったら、家族との関係がギクシャクし出した」とか、「配偶者と離婚することになり、引っ越しを余儀なくされた」などの場合でしょう。

このように、複数のストレスが一度にワッとのしかかって限界を超えると、たとえ気づいていなくても、心や体になんらかの反応が出てくることがあります。これが「ストレス反応」です。

ストレス反応は、体、心、行動などに、さまざまなかたちであらわれます。体にあらわれるのは、肩こりや頭痛、腹痛、腰痛などですが、病院へ行っても「原因はわからない」といわれます。

ほかには、寝付きが悪くなり、夜中に何度も目が覚めてしまうとか、食欲がなく食事量が極端に減ったり、逆に食べても食べても満腹感を得られずに食べすぎてしまうなどでしょう。下痢や便秘を繰り返す、耳鳴りやめまいに悩まされるといったケースもあります。

また、心にあらわれる反応としては、**怒りっぽくなる**、**イライラする**、**些細なことで極端に驚く**、**悲しいわけでもないのに急に泣けてくる**などです。また、人づき合いが面倒臭くなり、人と接するのを避けるようになったりもします。

さらに、行動にあらわれるストレス反応としては、飲酒量や喫煙量が増加するとか、仕事上のミスや事故には至らなかったものの、一歩間違えれば事故につながりかねない〝ヒヤリハット〟が増加するなどです。

　このような変化がストレス反応であると理解していれば、そのたびに、適度に休むことでストレスをモンスター化させずにすみますから、常に自分自身の変化に注意を払っていたいものです。

ストレスを受けている「大変な自分」をいたわってあげよう

自分の都合に合った「コーピング」を試してみる

私たちが生きているかぎりストレスにさらされ続けるのであれば、地球上にいる全人類が日々ストレスをため込むことになり、最終的に心をこじらせてしまうはずです。

ところが、実際にはそうはなっていません。心をこじらせている人は年々増えているようですが、それでも全人類までには及びません。それは、大多数の人がなんらかの方法で、毎日のストレスを解消しているからです。

ストレスにうまく対処して発散する方法を「ストレス・コーピング」といいます。コーピングとは、「**状況を操作しようとする反応**」という意味です。

ストレス・コーピングにはいくつかありますが、最も代表的な2種類を紹介しましょう。

①問題焦点型コーピング（プライマリー・コントロール）

ストレスの原因になっている出来事を変化させ、ストレスを解消しようとする対応です。

たとえば、人間関係がストレスとなっているなら、「思い切って転職する」とか、「現在つき合っている友人や恋人ときっぱり別れ、新しい人たちとつき合いはじめる」というストレートな対応でストレスを解消します。

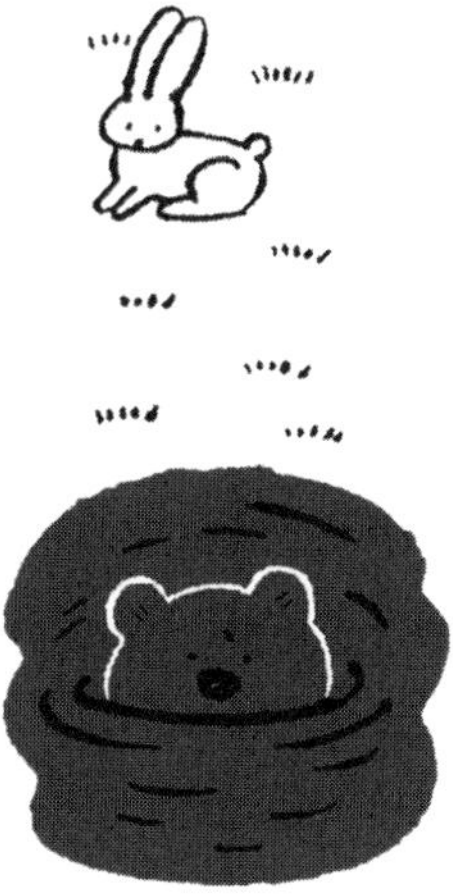

ストレスの根本原因を変化させたり取り除いたりするため、とても効果がありますが、「転職する」「友人や恋人と別れる」のように、実行するのがちょっと難しいという難点があります。

②情動焦点型コーピング（セカンダリー・コントロール）

ストレスの根本原因を取り除くのではなく、そのストレスで生まれた不快な感情を自分の心でコントロールしようとするものです。

たとえば、なんらかの原因で上司や親などから怒られた場合、「こんなこともできないなんて、自分はダメなヤツだ」と考えるとストレスになります。でも、「期待されているから私は怒られるんだ。本当にダメなら匙《さじ》を投げられているはずだから」とポジティブに解釈する、親しい友人に愚痴をこぼしてストレスを発散する、趣味に没頭して怒られたことを忘れるなどが代表例です。

これは自分自身で対応できるため、その気になれば簡単にストレスを発散させられるという長所があります。しかし、根本原因の解決を避けているともとれることから、ストレスと向き合い続けなければならないという短所があります。

どちらを選べばいいかは状況によりますが、もし**ストレスの根本原因を変化させることが可能なら問題焦点型コーピング**を、**変化させることが困難なら情動焦点型コーピング**で対応するといいでしょう。置かれた状況によってこの2つのコーピングを使い分けるわけです。

最も好ましくないのは、「ストレスは自然と消えていくものだ」という考え方でストレスを放っておくことです。放置しておくと、「ストレスの沼」はどんどん深くなる一方ですから。

思いきって「やってみる」と、見える景色まで変わる

「自動的に」頭をよぎる考えを鵜呑みにしない

「異動願を出そうかと思っているんです」

私がよく知っている女性から、こんな相談を受けました。彼女が勤務しているのは名の知れた会社であり、経験が豊富で面倒見がいい彼女は、若い後輩たちから頼りにされているようだったので、ちょっと驚きました。

「なにか嫌なことでもあったの？」と聞くと、言いにくそうに、「この前、得意先へのメールで大失敗してしまったんです。普段から『メールのミスは絶対にしちゃダメ。しっかり確認して』と後輩に厳しく言っていたのに、自分がしてしまうなんて許せません。**きっと、**後輩たちも私のことを『自分ができないことを他人に押しつけている』と思っているし、いままでの努力がすべて無になった気がします。だから、部署を異動して、心機一転したほうがいいかと思って……」。

私は、「もうちょっと考えてからにしては」と諭しましたが、別の日に彼女と同じ会社に勤務している人に連絡して、彼女のことを尋ねてみました。すると、「はい、彼女にはお世話になっています！　後輩たちは『いい先輩がいてよかった』って言っていますし、上司も頼りにしていますよ」と教えてくれました。

私は、彼女が**自動思考の罠《わな》**にとらわれているだけだと考えました。自動思考とは、人それぞれがもっている「考え方のクセ」です。

たとえば、些細なことでもうまくいかないと、**なんの疑いもなく「これからもなにをやってもうまくいくはずがない」などと投げやりに考えてしまう**人がいます。これは自動的に頭に浮かぶ考え方なのですが、誤っているものも少なくありません。一度くらいミスしたからといって、いままでの努力や評価がゼロになるわけではないのに、彼女は自分がミスをしたことが許せず、周囲の評価を失ったと考えています。しかし、自動思考には、**誤った結論（考え）を導き出してしまう**ケースが珍しくありません。

この女性のように「すべてが完璧でなければ意味がなく、存在意義はゼロに等しい」という自動思考を「**白黒思考**」と呼びます。誤った自動思考は、これを含めて11パターンもあるとされています。その一部を紹介してみましょう。

たとえば、一生懸命にがんばって、仕事の成果を上げた人がいます。周囲も「よかったね」とほめたり、「自信をもって、その調子でがんばって」などと励ましたりしているのに、本人は「まぐれに違いない。基本的に私は運が悪いから」と、まるで失敗した人のような面持ちでいたりします。これは「**マイナス化思考**」と呼ばれるもので、こうなると、謙遜を通り越し、自己卑下としか言いようがありません。せっかくの成果も台なしです。

また、会社の業務で、一か八かの勝負に出るのはたしかにリスキーですが、たとえそうであっても「やってみなければわからない」という仕事はあります。ところが、なんの根拠もないのに「きっとダメだ」と決めつけて、チャレンジしない、あるいはチャンスをつかもうとしないビジネスパーソンを見かけませんか。これは「**先読み的思考**」と呼ばれるもので、たしかに失敗はしないかもしれませんが、発展も成長も望めません。

そうかと思えば、重大な問題が起きているのに「大したことない」と決めつけて、正しい対応をしない「**過小評価的思考**」の持ち主がいたり、その逆に、些細なことにすべてが影響されると決めつける「**拡大解釈思考**」の人もいます。上司がこういうタイプでは困りものでしょうね。

友だち同士でも、ちょっとつき合いにくいタイプがいるかもしれません。たとえば、話題となっている映画に「一緒に行こう」と誘ったのに、「共演している俳優の○○が嫌いだから行かない」と断るような人は、合理的な理由でも、理性でもなく、ただ感情で判断しただけですから「**感情的決めつけ思考**」と呼ばれることがあります。

「自動思考は考え方のクセ」と書きました。人間は誰もが「なくて七癖」なのですが、人づき合いにおいて、ほどほどの妥協は大切なはずです。

思考は事実ではなく、頭の中の考えにすぎない

自然と浮かぶネガティブな考えは「軌道修正」できる

自動思考パターンに苦しめられ、心をこじらせてしまっている人は少なくありません。しかし、自動思考パターンは自動的に思い浮かんでしまう考え方で、**本人はこの考え方が誤りだということに気づいていない**ケースがとても多いのです。

そして、私がこの自動思考パターンについて説明すると、「自動的に思い浮かんでしまうとしたら、とても直せそうにないですよね」と、暗い顔になる人がほとんどです。

たしかに、考え方を直すことは簡単ではありません。でも、考え方というのは「絶対に直せない」ものではなく、上書きを繰り返しているうちに、少しずつではありますが、よい方向に向かっていくものです。

だいたい、「直せそうにない」「無理だ」と断定的に考えることも、「**一般化思**

考」という自動思考パターンにとらわれている証拠でしょう。そこで、こんなことを言う人には「それも自動思考パターンのひとつですよ。もっと柔軟に考えてみましょうよ」とアドバイスしています。すると「ハッ」とした顔をして頭をかいたりします。

このような指摘をあえてするのは、**まずは自分がどんな自動思考パターンにとらわれているのかを理解する**ことが大切だからです。「あっ、これが自分の自動思考パターンだ！」と理解するたびに、「この考え方を少しずつ直していこう」と思うでしょう。それだけでも、自動思考は少しずつ改善されていきます。

このように自分の考え方を知ることからはじめる治療を「**認知行動療法**」と呼んでいます。本来は専門家の協力を受けながら進める必要がありますが、ある程度までなら自分でもできるので、その方法を紹介しておきましょう。

①自分がとらわれている自動思考パターンに気づく……いままでのことを振り返り、自分がどんな自動思考パターンをもっているかを明らかにしていきます。

②自動思考パターンが導いた結果を知る……自分が問題だと考える自動思考パターンがわかったら、それによって「どのような感情が引き起こされたか」「どのような問題が起きたか」を考えます。

③自動思考パターンの影響を知る……自分がとらわれている自動思考パターンが、自分の気持ちや行動にどんな影響を与えているかを考えてみましょう。

④自動思考パターンのクセを知る……自分がとらわれている自動思考パターンが、どんな状況で発生し、そのとき、どんな気持ちになりがちかを考えてみましょう。

⑤自動思考パターンのズレを修正する……自動思考パターンで生まれる考え方や気持ち、行動が、現実的なものとどのくらいズレているかを確かめ、考え方を柔らかくして現実に近づけていきましょう。

ちなみに、「考え方を現実に近づけていく」ために効果的なのが、第三者目線に立ってみること。たとえば「家族や知人などが同じような状況に置かれたら、どんな反応をしただろうか」「こんなとき、〇〇さんならどんなアドバイスをくれただろうか」などと考えてみるわけです。また、「機嫌がいいときなら違う考え方ができたはずだ。その場合を想像してみよう」と考えるのも効果的です。

後日、私は、前項の人事異動を考えていた女性を呼び出しました。「みんなはあなたが考えているほど、失敗を深刻に受けとめていないもの。勇気を出して聞いてみるといいと思うよ」とアドバイスしたうえで、今後の仕事にも役立つと思い、「あなたは自動思考パターンにとらわれていると思うので、それについて勉強してみてはどうかな」と伝えました。

その後、彼女が「頼りになる先輩」として以前にも増して活躍していると聞いたので、きっと私のアドバイスが役立ったのだと思います。

必ず、「気持ちをリセットする」時間を設ける

「心を縛る正体」に気づいた瞬間、ゆるまっていく

誰にでも得手不得手はあるものです。たとえば料理だったり、車の運転だったり、カラオケだったり……。学校の勉強であれば、先生や親から「努力が足りない」「がんばりなさい」と言われるかもしれませんが、いずれにしても苦手なものを克服するのは、なかなかたいへんです。

私の知人に「犬が苦手」という人がいます。話を聞いてみると、幼いころ、大きな犬に吠えられて以来、怖くてしかたがないとのこと。「どうやらそれがトラウマになっていて、犬が好きになれないのだろう」と自己分析していました。

また、大学を優秀な成績で卒業し、周囲の人たちから「さすがですね」と言われるような企業に就職し、**仕事で高い評価を得ているにもかかわらず、「自分にまったく自信がもてない」**と悩んでいる人がいました。

カウンセラーが本人との面談を通して、その原因を調べたところ、幼いころ、ある人から「おまえは大した人間にならない」と言われたことがトラウマとなっていたようで、勉強も仕事も人並みどころか、きわめて優秀であるのに、まったく自信がもてずにいたそうです。

「**幼少期に体験したことが、現在の自分に影響を及ぼしている**」と思うことは少なくないでしょう。いいことも悪いことも含めての「自己定義」のことを認知心理学では「**スキーマ**」と呼びます。中でも幼少期に形成されて好ましくない反応

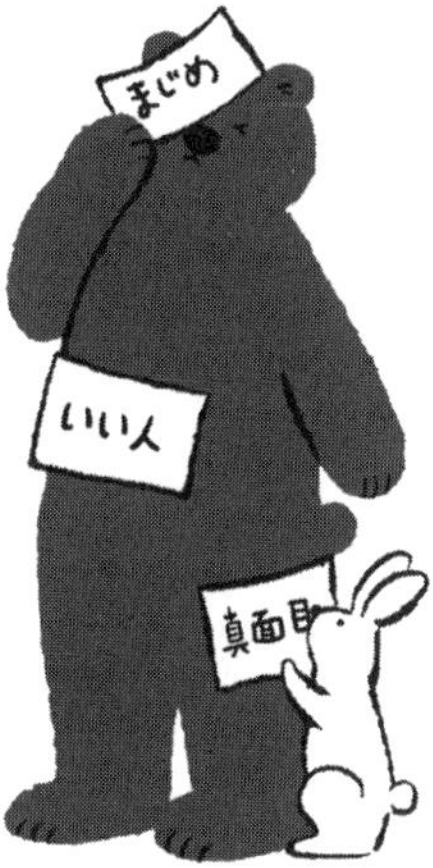

を引き起こすスキーマを「**早期不適応的スキーマ**」といい、18種類あるとされています。もちろん、これは病気ではありませんが、時としてそれが妙なこだわりや苦手意識となるケースもあるわけです。

たとえば、弟や妹の世話をして「いい子ねぇ」とほめられたことから、幼稚園や小学校では年下の子どもたちにやさしくしてあげるようになり、社会人になっても後輩の指導に熱心という人もいるでしょう。もちろん「とてもいい人」なのですが、「**自己犠牲スキーマ**」の可能性もあります。

典型的な例として「**見捨てられスキーマ**」があります。人は私をすぐ見捨てるという考え方をしてしまい、人と親密になるのを避ける傾向があります。しばしばメディアで取り上げられる「親からほったらかしにされた幼い子」、いわゆるネグレクトの環境にあった人が抱えそうなスキーマです。

先ほどの「優秀なのに自信をもてない人」は、マイナス思考が強い「**否定・悲観スキーマ**」の一例といえるかもしれません。

反対に、なんの実績も権限もないのに自信満々の「俺様キャラ」だったり、周囲が認めているわけでもないのに「女王気取り」という人を見かけることがあります。「**尊大スキーマ**」と呼ばれるもので、根拠もなく「自分は特別な存在だと信じている人です。

若いビジネスパーソンの中にも、「私は失敗ばかりしている」とか「常に失敗するのではないかと強い不安がある」という人がいるでしょう。しかし、そう考えるのは、あなた一人ではありません。多くの人が思っていたり、ベテランの人がたどってきた道だったりするものです。それを思いつめすぎると「**失敗スキーマ**」になってしまいます。

また、周囲が結婚話で盛り上がっているときに、「自分は誰にも愛されず、理解されない」と考えてしまう人は、それがひどくなると「**情緒的剥奪《はくだつ》スキーマ**」に陥りかねません。でも、人の生き方はそれぞれで、結婚＝幸福とはかぎらないのです。

このように、さまざまなスキーマがありますが、車の運転が苦手と思っていても、違反も事故もなく安全運転を続けていればいいだけですし、カラオケでうまく歌えなくても人に迷惑をかけるものではありませんね。

妙なこだわりや苦手意識は、植えつけられた「思い（早期不適応的スキーマ）」にすぎないケースがほとんどといっていいでしょう。つまり、深刻に悩む必要などないのです。

せめて、自分で自分を追い込むのは卒業しよう

正しい"と思った"ことを、ちょっと疑ってみる

「早期不適応的スキーマ」を本格的に修復するには、精神科医やカウンセラーなど専門家の助けが必要です。このときに使う治療法を「**スキーマ療法**」といいます。これは、アメリカの心理学者ジェフリー・ヤング博士が開発したもので、「心の体質改善」などともいわれます。

肉体的な体質改善が一朝一夕にはいかないように、この療法にも本来はとても長い期間が必要です。でも、そんなに長い間、専門家のところへ通い続けることはできない人も多いでしょうから、自分自身で修復をはじめてみてください。

まずやってほしいのが、自分に当てはまるスキーマがあるかどうかを客観的に判断すること。「自分に当てはまるな」と**気づいたら、修復はすでにはじまっています**。なぜなら自分がとらわれているスキーマに気づくことが大切だからです。

中には、このような〝気づき〟だけでスキーマの影響力が激減し、「生きづらさやストレスが軽くなった」という人もいるくらいです。

自分がとらわれているスキーマ——ここでは仮に「失敗スキーマ」の影響が強いとしましょう。失敗スキーマは「私は失敗ばかりしている」とか「常に失敗するのではないか」という考え方です。**それが事実なのかどうかを、自分の人生を振り返って検証してみましょう**。

失敗スキーマは、子ども時代に「おまえはダメな子だ！」「いつもヘマばかりするんだから！」というように、親や大人から強い叱責を受けて生まれることが多いといわれています。この経験が事実の場合、変えることはできませんから、「そんなことはなかった」と思い込んでも、かえって逆効果です。ヤング博士も「そうした思い込みは、スキーマに対する不適応な対処だ」と指摘しています。

ちなみに、ヤング博士がスキーマの持続につながるような「不適応な対処」としたのは次の3つです。

①服従……スキーマの言いなりになってしまう。

②回避……スキーマに直面しないよう常に用心し、その考え方や問題から逃げようとする。

③反撃および過補正……スキーマを極端に目の敵《かたき》にし、正反対の振る舞いを見せて闘おうとしたり、そんなことはなかったと思い込もうとする。

このような不適応に陥らないためには、「私は失敗ばかりしている」という考え方に反証をしてみることです。たとえば、「合格できるとは思っていなかった大学に入れた」「素敵な人と知り合うことができた」「告白がうまくいってデートができた」といった成功体験は誰にでもあると思います。それを思い出せば、「私は失敗ばかりしている」という考え方が誤りとわかるはずです。

次は、**自分を勇気づけてあげましょう**。失敗スキーマの場合には「この前の会議では、われながらいい発言ができて、上司も誇らしげだった。これはすごいことなんだ」「子どもが『今日のお弁当、美味しかったよ』と言ってくれた。私はお弁当づくりの天才だわ」と、自分自身をほめまくるのです。

そして最後に、**自分がとらわれているスキーマに反論してみましょう。** 失敗スキーマの場合は、「失敗することは、そんなに恥ではない」「あのユニクロの柳井正さんだって、自分の事業は1勝9敗だったと言っていた。それと比べたら、2つや3つの失敗くらい大したことじゃないだろう」と考えるようにするのです。

そして最後にやってほしいのが**「スキーマ日記」をつける**こと。失敗スキーマの場合は、成功したこと、合格したこと、うまくいったこと、ほめられたことなどの出来事を日記帳に書き込んでいきます。

もし失敗スキーマが忍び寄ってきたと感じたら、この日記帳を開いて成功体験を思い出し、それに浸ってください。ちなみに、こうした成功体験を「ハッピースキーマ」と呼びます。こうすることを続けると、時間はかかるかもしれませんが、好ましいスキーマを少しずつ増やしていけるはずです。

数秒のワンクッションで、新しい「証拠」がやってくる

不快な体験をしたら、その都度、書き出してみる

体の不調を訴える患者さんが来院した場合、私たち医師は応急処置をして、すぐに検査をしたうえで原因を探します。原因が違えば治療も違ってくるからで、原因を明らかにする前に治療に取りかかると、ときには症状を悪化させてしまうことさえあります。

しかし、心の不調となると対応が違ってきます。たとえば「気分がすぐれない」「やる気が起きない」「今日は家から出たくない気分」といった心の変化は、誰でも経験したことがあるでしょう。このような心の変化の原因は、大半がストレスと推測できます。たとえば「恋人とケンカしてしまい気分がすぐれない」とか、「上司に叱られて、やる気が起きない」といった具合ですね。

つまり、**心の不調の原因というのは、自分でもある程度わかっている**わけです。

原因はわかっていても、ここまできてしまうと、すでに心がこじれはじめていますから、治療には急を要します。

実は、私のクリニックにも同じような悩みを抱えている人がよくいらっしゃいます。こんなとき私がよく教えるのが「**コラム法**」です。

これは、自分が抱えているストレスや悩みを自分から切り離して客観的に扱う心理療法です。私はいつも次の5段階で進行させることにしています。ステップを理解すると、その後はみなさん、お一人でもどんどんやっているようです。

◎第1ステップ……**ストレスの原因と考えられる出来事（ストレッサー）を客観的・具体的に書き出してみます**。たとえば「恋人と映画を観に行こうとしたが、相手はホラー映画、私は恋愛映画を観たいと主張した。どちらもその主張を曲げずに言い合いになった」というように、感情を別にして出来事を書きます。

◎第2ステップ……**出来事が起きたときにどう感じたかを書き出します**。前の例では「私は怖がりなので、ホラー映画など絶対に観たくなかった」「相手が主張を曲げてくれればよかったと思う」「私のことを大切に思っていないのではないか」などと書きます。

◎第3ステップ……**そのときの感情を点数であらわします**。「怒り＝70点」「悲しい＝60点」「不安＝40点」などと気持ちを数値にしてみます。

◎第4ステップ……**なにか起きたときにほかの対応がなかったかどうかを考えてみます**。たとえば「正直に、怖がりだと言えばよかった」「映画ではなく、別のところへ行く提案をしてみればよかった」「映画くらいで恋愛感情を判断するべきじゃなかった」などと書きます。

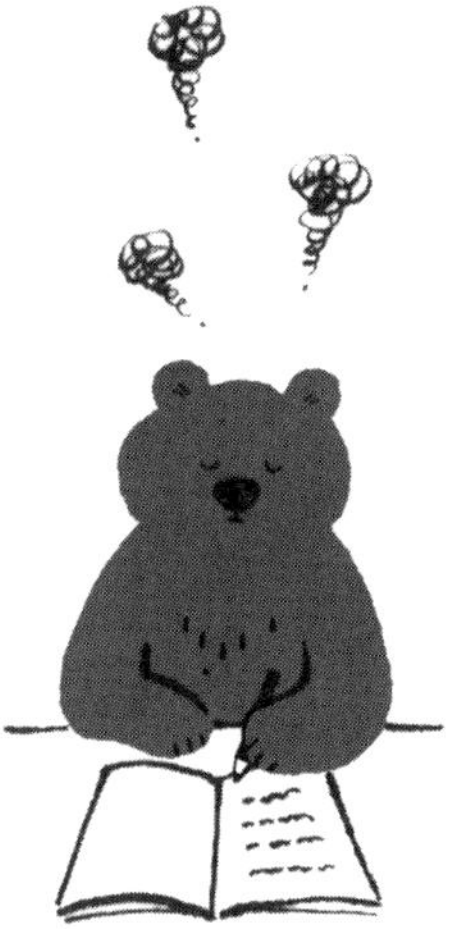

◎第5ステップ……**もう一度、自分の感情を点数であらわしてみます**。おそらく多くの場合、「怒り＝40点」「悲しい＝30点」「不安＝10点」のように点数は下がっているでしょう。

このように、ストレスとなっている点を書き出し、**感情という曖昧な心の動きを数字であらわしてみる**と、トラブルの原因を客観的に見られるようになり、感情の高ぶりを抑えられる――つまり、ストレスを減らすことができるわけです。

「コラム法」は筆記用具とノートがあれば簡単にできますから、「心がこじれてきた気がする」「今回のトラブルはちょっとキツい」などと感じたときには、やってみてください。これもまた、セルフメディケーションのひとつだと思います。

心の中で生じたことは、こまめに「外に出す」

「自分にやさしくしてみる」が、気持ちを立て直す第一歩

ずいぶんと昔のこと。精神科医の大先輩が「ストレッサーって忍者みたいだ」とつぶやいたことがありました。聞いた私は、思わず「まさに名言！」と、膝を打ってしまいました。

というのも、ストレッサーは、忍者のように足音もなく、**気づかないうちに私たちに忍び寄ってくる**からです。そして、気づいたときにはもうすでに遅し――私たちは、さまざまなストレス反応に苛《さいな》まれるようになり、心をこじらせてしまうのです。つまり、ストレスフリーな生活を送るためには、ストレッサーという忍者のわずかな足音や気配を敏感に察知し、接近を防げばいいというわけです。

しかし、「言うは易《やす》く行うは難《かた》し」という言葉がこれほど当てはまることはありません。ストレッサーは日常のどこにでも潜んでいて、そうとはわからない風

貌で近づいてきますし、私たちの心に悪影響を与える悪玉ストレッサーだけではなく、善玉ストレッサーもたくさん存在するのです。

前に紹介したハンス・セリエ博士も、「ストレスは人生のスパイスである」という言葉を残しています。適度にスパイスがきいた料理が美味しいように、善玉ストレスの刺激を適度に受けると脳が活性化し、人生はより充実したものになります。つまり、**ストレッサーをすべて遮断《しゃだん》するというのは、かえって心にとって逆効果になりかねません**。

そこで、とりあえずストレッサーはすべて受け入れ、ストレスがモンスター化する前に、なんらかの方法で少しずつ発散していく、というのが頭のいい対処法だと思います。

では、どのようにしてストレスを発散していけばいいのか。一般的には、飲食やスポーツ、趣味、ギャンブルなどが有効とされています。ただし、やればやるほど、かえってストレスが増えるものもありそうです。

たとえば飲食です。アルコールには脳をリラックスさせたり眠気を誘う働きがあり、適量ならストレス発散にとても効果的です。また、美味しい食事を摂ると、ドーパミンという心を元気にしてくれる物質が脳に放出されるため、多少のストレスなら吹き飛ばせます。

だからといって、それに頼りすぎてしまうと、つまり、やけ酒ややけ食いのようなことをしていると、**自己嫌悪という新たなストレス**で心がこじれて、かえって気分が落ち込んだりストレス耐性を弱めることになります。

ギャンブルやスポーツ、ゲームなども同じです。とくにギャンブルや勝ち負けのはっきりしているスポーツやゲームは、勝ったときは「バンザーイ」とストレス発散になりますが、負けるとそれがストレッサーとなり、ストレスは増していくばかり。

では、どうすればストレスを上手に発散できるのでしょうか。そう尋ねられると、私はいつも「**自分にやさしくしてあげてください**」とアドバイスしています。

具体的には、飲食でもスポーツでも自分を痛めつけない範囲で楽しむことです。食べすぎ、飲みすぎは言うまでもありませんが、スポーツでストイックになりすぎるのもいけません。そのほかの趣味も、のめり込みすぎると金銭的や肉体的に自分を痛めつけるようになりますから、そこまでいかないこと。

江戸時代の儒学者・貝原益軒は、『養生訓』という健康本で、「珍しいもの、おいしいものも八分、九分でやめるのがよい」と言っています。「腹八分目くらいに食事を抑えたほうが体にいい」ということですが、これはさまざまな動物実験でも証明されています。摂取カロリーを20%制限すると、体重や血圧、血糖値などが低下するだけではなく、寿命も延びるのです。

この「腹八分目」という考え方は、ストレス発散法にも取り入れられると思います。飲んだり食べたり、スポーツ、趣味など、**あらゆることを八分目**――つまり、自分にやさしい程度に留めておけばどうでしょうか。これなら、新しくストレスを生むことなく発散できると思います。

何事も「ほどほど」を心がけるほうがいい

第2章

比べてもしかたない

独り相撲をしていませんか？

「どうにもならないこと」は気にする価値なし

私の後輩が株式投資をはじめたと聞きました。彼とは20年来のつき合いがありますが、投資に興味があるという話は一度も聞いたことがありませんでした。顔を合わせたときに「素人が株になんか手を出して大丈夫なの？」と聞いたところ、笑いながら、こう教えてくれました。

「株をはじめたといっても初心者の範囲内ですから、ご心配なく。それでも、やっぱり株は難しいですね。買えば下がるし、売れば上がる。『あのとき売っておけばよかった』『もし、あのとき買っていれば……』と、毎日のように悔しがっていますよ」

「一億総株主」などという言葉をよく見かけるようになりました。その影響で、知人のように「にわか投資家」になっている人が多いようです。そういう人は、彼のように「あのときこうしておけばよかった」と後悔したことが一度ならずともあるはずです。

投資にかぎらず、誰だって**「もし、あのとき△△していたら」「あのとき○○していなかったら」と思う**ことはあるでしょう。中には毎日、いや、なにかの出来事があるたびに、「たられば」が脳裏に浮かぶ人もいるようですが、そんな考え方をしていると心がこじれていきます。

そもそも、「たられば」と考えたところで、結果が変わるわけではありません。たとえば、明日の株価が上がるか下がるかは誰にもわかりませんから、「もし、あのとき買っておけば」とか「あのとき売っていれば」という考え方はナンセンスです。

つまり、終わったことをいつまで引きずっていても、**残るのは後悔という名のストレスだけ**というわけです。なにがいけなかったのかをきちんと振り返り、しっかり学習したら、さっさと切り上げて新しい課題に進むべきです。

もうひとつ、現代人がストレスを増やしている原因が、「自分と誰かを比べること」でしょう。豊かな生活を楽しんでいる人がいると聞くと、どうしても「がんばって仕事をしてきたのに、なんで私は報われないの」「自分はみじめだ」などというネガティブな感情が湧きあがってくるでしょう。しかし、そんなふうに考えて比べるのは無意味です。

物質的な豊かさと幸福度には、あまり関係がありません。たとえば47都道府県の中で、平均年収が最も高いのは東京都ですが、東京都民の幸福度ランキングというと、なんと下から2番目の46位！ ちなみに、幸福度が最も高いのは沖縄県ですが、平均年収は最下位の47位です。

どうですか、幸福というものについて考えさせられますね。

いま以上にストレスを感じたくなかったら、他人と比べることはやめ、現在の自分の生活の中に幸せを探してみることが重要ではないでしょうか。

手放せば手放すほど、心はラクになっていく

欠けているところ、足りないところを埋めようとしない

量や質、評価などが不十分だと感じる気持ちを「**欠乏感**」と表現します。「いまはセールで買った安い財布を使っているけれど、満足できない。次はブランド品の財布が欲しい」と思うことがあるでしょう。これが物質的な欠乏感です。

欠乏感は、心理面にもあらわれます。「ほめられたい」「認められたい」「特別扱いされたい」などの気持ちを**承認欲求**といいますが、これが満たされないと欠乏感を覚えるようになります。

もっといいものが欲しいとか、認められたいという気持ちをもつのは、やる気の源にもなり、悪いことではありません。しかし、あまりにも強くなりすぎると、いろいろと問題が出てきます。

ある研究によると、欠乏感が強くなりすぎると、次のような影響があらわれる

といいます。

・IQ（知能指数）が14ポイントも低くなる可能性がある。

・欠乏感に関することばかりを考えて、問題解決能力や集中力、意思決定能力がそこなわれる。

・普段は抑えることができる衝動に負けてしまう。

勉強や仕事、日常生活にまで支障が出るというのですから、なんとかして満足感を得たいところです。

しかし、物質的にしても心理的にしても、欠乏感が強い人は、自分の望むものや評価を手に入れたところで満足できません。

というのも、彼らが欠乏感を覚えるのには、**「自己肯定感（自分に価値や能力があると信じる気持ち）」が低いという根本原因がある**からです。「他人と比べて自分は劣っている」と思い込み、ものや評価でそれを補強しようとしているわけ

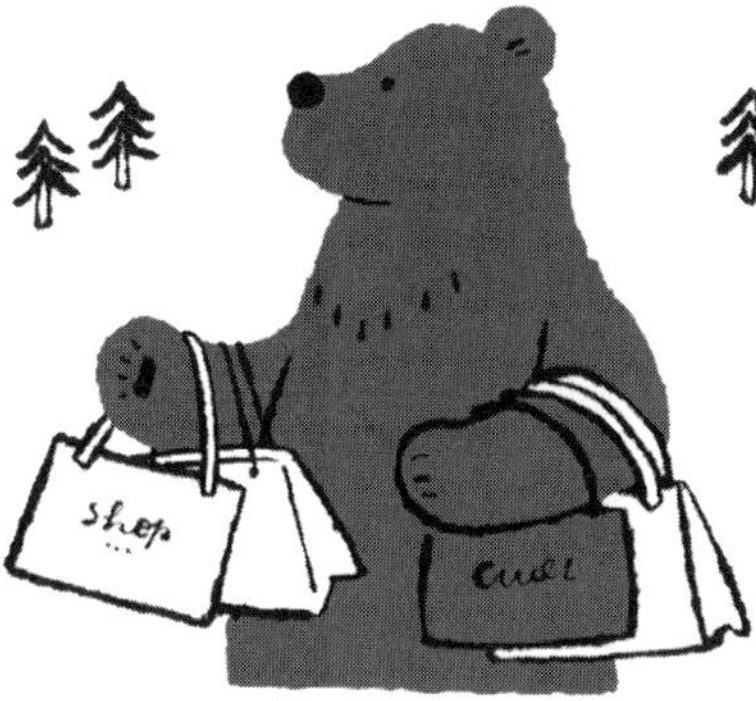

です。

そのために、要求はどんどん大きくなり、次第にものや評価を手に入れるための手段を選ばなくなっていきます。その結果、「買い物依存」というまったく別のトラブルを抱えてしまう人もいます。

しかも、それでもまだ欠乏感は消えず、最終的には「買いたいのに（お金が続かないので）買えない」「こんなにがんばっているのに、誰も認めてくれない」というストレスだけが残ります。

欠乏感はものや評価で満足させるのではなく、自己肯定感を高めて解消しなければならないのです。

自己肯定感を高めるユニークな方法を紹介しましょう。

とても簡単なことで、電車やバスの中で、お年寄りや体の不自由な人、妊婦さんなどに**席を譲る**ことです。一度でも席を譲ったことがある人ならわかると思いますが、とても気分のいいもので、この感覚は「いいことをした」「私はいい人なんだ」という自己肯定感に由来した感情です。

また、自動車を運転する人なら、割り込みをしてきた車を笑顔で入れてあげましょう。こうして他人に救いの手を差し伸べることによって、自己肯定感が高くなり、あなたを悩ませている欠乏感は消えていきます。

人にやさしくできると、自分の心もやさしくなれる

理想を追い求めすぎると、「いま、この瞬間」を楽しめなくなる

私の知り合いに乗馬が趣味の女性がいます。先日、その人がこんなことを言っていました。

「いまの乗馬クラブには、かれこれ10年くらい通っているんだけど、なかなかうまくならなくって。ネットなどで海外の試合を見ると、惚れ惚れするほど美しく、しかも速いの。レベルが違いすぎて、ちょっと自信を失ってしまう。だからそんなときは、乗馬クラブで初心者クラスのレッスンを眺めることにしているの。すると『私もけっこう上達していたわ』ってわかって、自信を取り戻せるから」

私はこの話を聞いて、失礼ながら「社会的比較理論のお手本のようなケースだ。心理学の教科書に載せたいほどだな」と思いました。「社会的比較理論」とは、**周囲の人と自分を比べて、自分の位置（能力）や評価を確立する**ことです。

知り合いの女性は、海外の選手という高いレベルの選手と自分を比べて「自信を失った」と話していました。このように、明らかに自分よりレベルが上の人と比べることを「**上方比較**」と呼びます。また、初心者と自分を比べて、上達を感じたようですが、このように自分よりレベルが下の人と比べることを「**下方比較**」と呼びます。

上方比較をしたがる人は、一般的に自分に自信をもっていることが多く、「自分の位置や評価をもっと高めたい」「あの人のようになりたい」と考えています。いわゆる「向上心が強い人」によく見られるタイプで、素晴らしい成果をあげたり、出世の可能性が高いといわれています。

それに対し下方比較をしたがる人は、自分に自信がもてず、なんらかのコンプレックスを抱えていて、その気持ちを払拭して優越感や安心感を得ようとしています。こう書くと、「あまり向上心のない人がやる好ましくない行動」のように思えるかもしれませんが、自信を失ったときに下方比較をすると安心感が得られ、モチベーション（やる気）を回復できる効果もあります。

しかし、自分よりレベルが下の人と比べて優越感を得ても、それは限られた範囲でしか通じない優越感であることも事実です。**下方比較ばかりやっていても、実際の実力はまったく向上しません。**視野を広げたとたんにその事実を突きつけられ、以前よりもさらに強い自信喪失を感じ、強いストレスを受けるようになります。

もっと「持っているもの」に目を向けよう

自分の位置や評価を向上させるためには、上方比較が大切です。そうすれば自然と自信もついてくるでしょう。ところが、これも度が過ぎると副作用が目立ちます。先の話では、世界クラスの選手の試合を見て「自信を失った」ということでしたが、これがまさに副作用です。あまり極端な上方比較をすると彼女のように自信をなくしたり、不安という強いストレスの原因となる悪感情が湧きあがってきますから、上を見るのも「ほどほど」にしておくべきでしょう。

劣等感が強い人は、他人を見下すような態度になる

私の知人は、世界クラスの選手の試合を見て自信を失ったわけですが、誰でも知っているように、**「私は劣っている」という考えから生まれる気持ち**を劣等感といいます。

世界クラスの選手と自分を比べたりしたら、劣っていると感じるのは当然といえるでしょう。だからこそ彼女も、初心者のレッスンを見ただけで、すぐに劣等感を解消できたのだと思います。

しかし、中にはもっと根深い劣等感もあります。**仲間外れの意識から生まれる劣等感**です。たとえば、同期の何人かが高級ブランドのバッグをもっているのに、あなただけもっていないとしましょう。このような状況になったとたん、「自分は仲間外れだ（バッグも買えない）」という劣等感をもつ人がいるのです。

仲間外れから生まれる劣等感は、自分に近い人と比べた結果の感情なので、とても根深いものです。そして、根深い劣等感をこじらせてしまうと、「他人のアラや欠点を探し出して、しつこく攻撃する」「他人をすぐにバカにしたり見下そうとする」という困った態度につながるケースがあります。

これは、劣等感から受ける強いストレスを、別の快感——この場合は優越感——で解消しようとするからで、精神科医のアンナ・フロイト博士（あのジークムント・フロイト博士の娘さん）は、「**補償**」と名付けました。こんなことをしていたら、友人関係どころか仕事や家族との関係だってうまくいかなくなるはずです。だから、ここまでいかないうちに劣等感をやわらげておく必要があります。

たとえ根深い劣等感だとしても、解決法は意外と簡単です。なぜなら、劣等感というのは**客観的な考えではなく、その人の「思い込み」から生まれる**気持ちであることが多いからです。

前出の劣等感は「同期はみんなブランドのバッグをもっているのに、自分は買えないダメな人間だ」という思い込みから生まれたものです。でも、買った人たちの中には、生活費を切りつめて苦しんでいる人もいるかもしれません。そして、あなたを「うらやましい」と思っている人もいるかも。このような隠された事実に気づかないから、勝手に劣等感に苛《さいな》まれてしまうのです。

もし劣等感を覚えることがあったら、まず「**出来事には裏表がある**」と考えてみてください。繰り返しになりますが、劣等感というのは自分の思い込みにすぎませんから、自分に都合よく考えれば消えていくでしょう。

次は「他人と比べない」に慣れましょう。前にも話したように、どんなに比べてもどうにもならないのですから、無駄なことはしないにかぎります。

そして最後に、言葉遣いに気をつけることです。劣等感の強い人は「どうせ」「私なんて」などの否定的な言葉をよく使います。言葉は人の心や未来に大きな影響を与えますから、否定的な言葉はできるだけ使わないように。

比較をすれば、他人の恵まれているところばかりが目につく

イライラするのをやめたければ、「張り合わない」のが一番

劣等感の話の続きになりますが、もし、後輩がブランドのバッグを買ったとして、あなたがもっていなかったなら、そこで生まれた劣等感という反応は「妬み（嫉妬）」になっていたかもしれません。なぜなら、妬みや嫉妬という感情は**「自分より格下」と考えている人に対してたいへん起きやすい感情**だからです。

アメリカの心理学者レオナード・シェンゴールド博士は、妬みには良性のものと悪性のものがあり、良性の妬みは、やる気や積極的行動の源になると指摘しています。たしかに、良性の妬みは強力なモチベーション（やる気）を生み出します。でも、根本にあるのが妬みというマイナス感情なので、たとえやる気が出たり積極的になったとしても、極端になりすぎると、周囲に迷惑をかけたり敵をつくるケースが多いようです。

一方、**悪性の妬みは、攻撃や消極的行動を生み出します**。しかも、悪性の妬みはとても強い感情になることがあって、心を強く揺さぶって激しいストレスを与えます。その結果、「後輩は、無駄遣いしないでがんばってお金を貯めたから、ブランドのバッグを買えた」といった客観的事実を認める余裕がなくなり、ストレートに「妬み」だけが膨らみます。

妬みという感情は誰もがもつもので、動物でももっています。だから、すべてをなくすというのは困難です。しかし、あまり膨らませすぎると、いろいろと問題が出てきます。

そうならないためにやってほしいのが、まず後輩や年下という「縦の関係」を忘れることです。アドラー心理学では、「すべての人間は対等な関係であるべき」と教えています。妬みや嫉妬という感情は「自分より格下」と考えている人に対して起きるものですから、その人との関係を**縦ではなく「横の関係」と考え直せば、妬みを感じなくなる**というわけです。

そこで、後輩や年下の人に自分より優れている点を発見したら、妬むのではなくリスペクトしてみましょう。

「そんなことをしたらナメられてしまう」「面子《メンツ》がつぶれる」などと思う人もいるかもしれませんが、その考え方自体が、上下関係にとらわれているといえますね。先輩風を吹かして威張り散らす人よりも、**正直に自分の弱点を告げてしまう**ほうがいいのです。

たとえば、後輩に向かって「テニスもゴルフもうまくて、スポーツ万能なんだね。私はどうも苦手で」などとあなたが言ったとしましょう。先輩からスポーツが苦手という弱点を告げられた後輩は、自分のことをほめられたと感じると、「私はこの先輩のことが好きなのかもしれない」と考えるようになっていくものです。

このように後輩をリスペクトしたことで、自分の心のわだかまり（劣等感）を解消することが可能になり、人間関係も良好になるわけです。

競争するより協調するほうが、何事もうまくいく

プライドが高い人ほど、他人の顔色をうかがう

これまでは、嫉妬というと、男女間の嫉妬が取り上げられがちでしたが、私たちの社会では、むしろ職場や学校などでの嫉妬のほうがトラブルを生み、クローズアップされているようです。

自分の才能や能力がどのように評価されているか、会社の中ではとくに気になるものでしょう。たとえば、どうして同じ部署の中で、ある人だけが課長と笑いながら話ができるのか、いろいろと仕事を頼まれるのか、などです。

ある会社で、新規事業をはじめるためのプロジェクトチームが結成されることになりました。各部署から優秀な人材が集められるのですが、誰が選ばれるのか、いろいろな噂が飛び交う中、部内で優秀と評価されていたA子さんは、内心、自分が選ばれるに違いないと自信をもっていました。ところが、抜擢《ばってき》されたのは同

期のB子さんだったのです。それ以来、A子さんのB子さんに対する態度が変わり、二人の関係は気まずいものになってしまいました。A子さんは自尊心をひどく傷つけられ、嫉妬の感情を強くもつようになったのです。

このように**自尊心を傷つけられたとき、嫉妬は生まれる**ようになります。つまり、プライドが高い人ほど、嫉妬しやすいわけです。心理学者のアルフレッド・アドラーは、「嫉妬はきわめて有害で危険な感情だ」と指摘しています。

ただし、ひとつ注意してほしいことがあります。それは「**プライドが高い人＝**

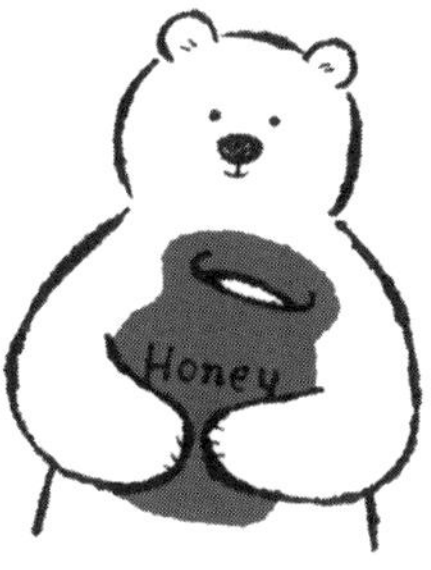

自分にすごく自信がある人」ではないという点です。どちらかというとその反対で、プライドが高い人ほど自分に自信がなく、不安を感じているのです。たとえば、恋人や配偶者が自分以外の異性と接しているのを見ると、強い不安がある人ほど嫉妬の感情が湧きあがってきます。

もうひとつ、プライドの高い人によく見られるのが、周囲の評価を気にしすぎる傾向です。「自分は特別な人間だ」と思い込もうとしているのに、実際は自信がなく、不安を感じているのですから、この思い込みの裏付けとして周囲の評価が必要になります。そこで、**周囲の評価を得ようとする行動をとりがち**です。

さらに、プライドの高い人はよく自慢話をします。「みんなに一目置かれたい」と考えているからですが、これも自信がないために自分をガードしようという反応です。よく「弱い犬ほどよく吠える」といいますが、これに似ています。

しかし、このような行動は自分の本心と異なるので、とても強いストレスになります。プライドをもつのはいいことですが、高くもちすぎるのは考えもの。プライドを修正するためにやってほしいのが、次のことです。

①過去の過ちを素直に認めること
②他人と比べたり強がるのをやめること
③「ありがとう」と素直に言えるように心がけること
④自慢話をしないこと

どうですか。そんなに肩肘張らず、プライドという鎧《よろい》を脱ぎ捨てたほうが心がラクになるでしょう。

強がって生きても、自己肯定感は得られない

「短所＝長所」の言い換えができると、自分へのダメ出しが減る

私は山梨県の出身です。といっても、現在の私のクリニックは東京都内にありますし、定年まで勤めた聖路加国際病院も都内にありました。また、教員として長らく通った大学は神奈川県にありましたから、考えてみると、山梨県に住んでいた期間のほうがはるかに短くなってしまいました。

しかし、それでも大河ドラマなどに甲斐（山梨）の武将・武田信玄が登場すると「おっ！」と思ってしまうのは、やはり血というものでしょうか。

信玄は、川中島の合戦で越後の上杉謙信と戦ったことでも知られる武将です。歴史好きの人ならご存じでしょうが、信玄は人材活用に長けていたことでも知られています。それは「人は城、人は石垣、人は堀、情けは味方、仇《あだ》は敵なり」という言葉を残したことからもわかると思います。

さて、信玄の人材活用についてですが、彼は人を判断するときの注意点を7つ残しています。これが、なかなか面白いのです。

①油断のある人間を、落ち着いた人と見誤らないこと。

②軽率な人を、素早い人と見間違えないこと。

③ぐずな人を、重厚な人と考えないこと。

④粗忽な人、早合点しやすい人を、素早い人と考えないこと。

⑤ものわからない人は、言うことがいつも曖昧になりがち。それを慎重な人と見誤らないこと。

⑥軽率にものをしゃべる人は、有効な意見は出さない。できた人と見誤らないこと。

⑦自分の信条がない人は意外に強情だが、これは信念の強い人とは違う。

たしかに、どれも的を射た指摘ではないでしょうか。

ところで、ストレスに弱い人、気持ちが落ち込みやすい人は、これを参考にして、自分の短所だと思うところを長所に置き換えて考えることをおすすめします。

めの結果です。

たとえばブータンでは、「お祭りの意味を知っているか」「近所の人を信用しているか」のように、精神面を重視して幸福度が調べられますが、国連が重視しているのは「一人当たりの国内総生産（GDP）」や「健康寿命」「人生の選択における自由度」のように、とても現代的な項目です。つまり、国連の物差し（調査）ではブータンの幸福度を測れないわけです。

これは、人が感じる幸福感に関してもいえます。多くの人は、「お金があるのが幸せだ」とか「結婚して家を買い、子どもに恵まれるのが幸せだ」という基準に自分を当てはめてみようとします。その結果、「お金がないから不幸だ」「結婚していないから不幸だ」などと考えがちです。

そもそも、**なにをもって幸福と思うかは百人百様**です。たとえば私の知人のデザイナーは大の車好きです。ところが、長引くコロナ禍で「ほとんどドライブできず、去年は愛車で２０００キロしか走れなかった」と話していました。

「それじゃ、つまらなかっただろうね」と聞いたところ、笑顔で、「とんでもない！　愛車がガレージにあるっていうだけで幸せだから、走れなくてもいい」と答えたのです。

私自身は、走れない車をガレージに置いておいても幸せを感じることはないと思いますが、彼にとってはそれが幸せなのです。

「人にはわからないかもしれないが、自分には△△があるから幸せ」と思うものがありませんか。「幸せなことなんてない」という人もいるかもしれませんが、年をとれば朝、目が覚めることだって幸せに感じられるのですから、必ずなにか幸せはあるはずです。どんな小さなものでもいいので探して数えてみてください。

こうして「生きるための核」をプラス思考で考えれば、心身によい影響が及びますから、最初は小さな幸せしか見つからなくても、数えていくうちに大きな幸せに気づくでしょう。

自分と人は、違っていて当たり前

今朝も目覚めることができた。ありがたい、ありがたい

知人のビジネスマンは、それほどの年齢ではないのに、未だにアナログな手帳に予定を書き込んでいます。「スマホを使ったほうが便利じゃないの?」。不思議に思って尋ねてみると、とても興味深い答えが返ってきました。

「やり忘れたことがないかをチェックするため、ベッドに入る前にその日の予定を、一つひとつペンで消していくのが日課になっていますから。たしかに、ここまでならスマホでもできますが、**その日のページの余白に必ず、『今日もいい日だった』と書き込む**ことにしているんです。すると、仕事で嫌なことがあっても、なんだかとてもいい日だったと思えてくるから不思議ですね。これぱっかりはスマホじゃできないから、アナログな手帳を使い続けているわけなんです」

これはある種の自己暗示です。たしかに、寝る前は心身にとって大切なタイミ

ングなので、「今日もいい日だった」と思い込めば、心は確実に穏やかになりますし、ストレスなしでぐっすり眠れるでしょう。すると、明日もまた、ストレスに強い心で仕事に挑めます。

しかし、いまだにアナログの手帳を使っている人はあまりいないでしょう。日記を書くというのも、なかなか長続きしませんね。そこで、「今日もいい日だった」と思えるようになる5つのことを紹介しておきましょう。

まず、**目覚めたことへの感謝**です。ある程度の年齢になると、朝は「ああ、今日も目覚めることができた（死んではいなかった）」と思うものです。目覚めることが素晴らしいとわかれば、いい一日が過ごせます。

次に、**積極的に外出する**ことです。イギリス・サセックス大学のジョージ・マッケロン博士は、「場所によって幸福の感じ方は変わるのか」を調査しました。その結果は、「野外で活動すると幸福度は高くなる。特に幸福度が高くなったのは海や海岸で過ごした人。それに山や湿原、森林、農場などが続く」そうです。

といっても、そんな場所で過ごすのはちょっと難しいですね。でも、屋外で20

分間過ごすだけでも幸福度が上昇するそうです。また、**ちょっとだけ運動する**のも有効です。アメリカでは、わずか7分間の運動だけで幸福度が高くなったという研究結果が出ており、7分でできるエクササイズが人気となっています。しかも薬を飲むよりも、うつ病の予防率が高くなったそうです。

通勤時間を短くするという方法もあります。ハーバード大学の心理学者ダニエル・ギルバート博士は、「通勤時間が長くなるほど幸福度は低くなり、それに慣れることはない」と話しています。できるだけ職場の近くに住むことが、「今日もいい日」だと思える秘訣のようです。

さらに、**十分な睡眠をとる**ことは必須です。睡眠不足の人は、楽しい思い出よりも暗い思い出を頭に描きやすくなることがわかっています。これでは「今日もいい日だった」とは思えませんね。

すでに自分は満たされていることに早く気づこう

第3章

離れてもいい

もっと肩の力を抜いて
つき合ってみる

人脈は広いほうがいい。そう刷り込まれてはいませんか？

『おしん』という連続テレビ小説を知っていますか。1883〜84年にNHKで放映されたドラマですが、見たことがない人のために、あらすじをごくごく簡単に紹介します。

山形の貧しい農家に生まれたおしんは、わずか7歳で奉公に出されます。後に東京で結婚して子どもを授かりますが、幸せは長く続かず、関東大震災ですべてを失い、夫の実家に身を寄せることに。ここで、おしんはひどい嫁いびりにあい、さらに第二次世界大戦で、夫と長男を失ってしまいます。戦後、たいへん苦労して開店させたスーパーが軌道に乗ったものの、新店舗の開店という記念すべき日に、おしんは姿を消してしまいます……。

毎回毎回つらいことばかりが起きるため、見ていていたたまれない気持ちになりましたが、ドラマ史上最高の62・9%という視聴率を記録していますから、多くの人は感動したのだと思います。

なぜ『おしん』は、これほどまでに高い視聴率を取れたのでしょうか。それはおそらく、日本人が、**つらいことにも果敢に立ち向かい、我慢と忍耐を重ねても弱音を吐かない**人を「立派な人」「偉い人」「自分も見習うべき」と評価する傾向があるからだと思います。

もちろん、面倒なことやつらいことを避け、ラクな道ばかり選ぶ生き方ではう

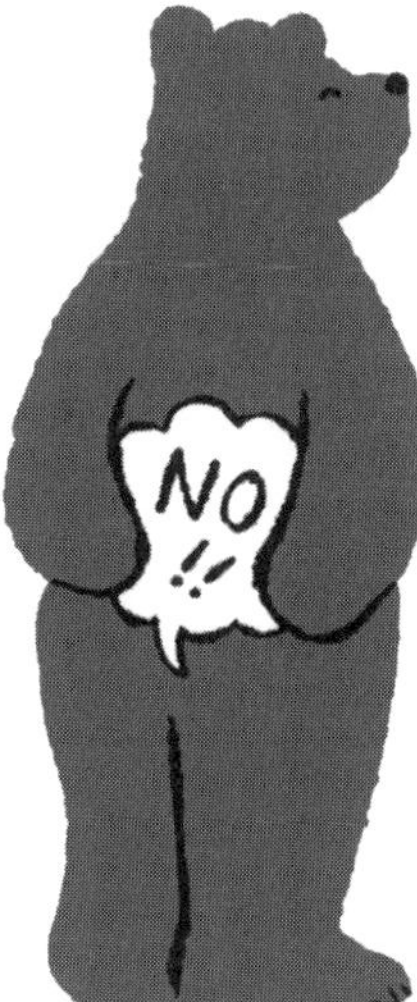

まくいくはずはなく、人間として成長するには、ある程度の試練や苦労も必要です。しかし、それにも限度があると思います。**必要以上の試練や我慢を自分に強いれば、それはすべてストレス**になり、その結果、心をこじらせて自分らしく生きる自信さえ失ってしまう場合があるのです。

その代表例が人間関係です。あなたは、職場やご近所、友人とのつき合いで無理をしていませんか。心の底では「この人とはつき合いたくないな」「この人とは合わないいんだよ」と思っていても、実際には「なんとか合わせよう」と無理をしたり、「あの人には世話になっているから、合わないと思うなんて、わがままだ」と自分を責めている人がたくさんいるようです。

たしかに、人は一人では生きていけません。いろいろな人とつながり、寄り添いながら生きていくものです。だからといって、ストレスに感じるほど無理してつき合う必要はないでしょう。どうしても合わないなら、つき合わないほうがストレスは少なくてすむのです。

「相性うんぬんを言うのはわがままだ」という考え方も違います。社会というのは、異なる環境で育ってきた人たちの集合体ではないですか。育った環境が違えば、考えや感情の出し方に違いがあるのは当たり前です。つまり、**違う環境で育った人と相性が合うほうが珍しいのです**。

自分に責任があるという考え方が強くなりすぎると、自己肯定感が低下して、やがて「自分はダメな人間だ」とまで思い込むようになりますが、この考え方がストレスになるのは言うまでもありません。

「そもそも、人づき合いはうまくいかないものだ。うまくいかないからといって、無理をしてまで相手に合わせる必要はない」と頭に言い聞かせておくと、人づき合いのストレスはずいぶんと減るはずです。

「無理にまわりに合わせる」のは、心にとっての損

ほどよい距離感がわかってくると、悩みの9割は解決される

国連の「世界幸福度ランキング」では、**日本の幸福度は146か国中54位**だそうです（2022年）。ではなぜ、日本人の幸福度はこんなに低いのか。「幸福感と自己決定」という研究によると、幸福度は、所得や学歴よりも「自己決定」の影響が強いとわかったそうです。自分で決断している人ほど幸福度が高いというのです。しかし、日本の社会は同調圧力が強いため、自己決定力を維持するのは実際にはとても難しく、これが幸福度の低さにつながっていると考えられます。

ちなみに「同調圧力」とは、**ある集団の中で異なった意見をもっているにもかかわらず、集団の意見に同調してしまう**心理のこと。しかも、これはとても強力な心理で、明らかに長さの違う3本の直線を見せられても、周囲の人たちが「同じ長さだ」と言うと、ほとんどの人が「同じ長さだ」と同調してしまうとか。

しかし、強い意思をもって自己決定をすると、「自分で決めたのだから」という気持ちが働きます。目標に向かって努力できるようになり、結果についても責任と誇りをもち、達成感や自己肯定感が高くなるので幸福度も上昇するのです。

幸せを感じたいなら、**自己決定力をアップする**ことが近道です。そのためにはまず、周囲の反応をうかがいながら生きるのをやめなければなりません。

だいたい、同調圧力が生まれるのは、周囲の反応をうかがいすぎるからです。3本の直線の実験でも、周囲の反応を見ているうちに、ありえない答えを選んでしまうのではないでしょうか。でも、自分の意思や気持ちに正直になる習慣をつけなければ、幸福感は得られません。

同時に、**周囲との心理的距離を適正に保つ**のも大切です。

車の運転では、適正な車間距離を保つことが必要ですね。前の車との間があきすぎれば、急に割り込まれたり渋滞を誘発することに。反対に、近づきすぎると、前の車がブレーキをかけた場合に追突してしまうかもしれません。運転が上手な人は適正な車間距離をとり、安全運転をしているのです。

実は、人間関係にも、心理的な距離感があります。これを**人間《じんかん》距離**とでも言っておきましょう。この人間距離を上手に保てるかどうかで、人間関係がうまくいくかどうかも変わってきます。

そして、この**人間距離が極端に短い人は、同調圧力に弱い**とわかっています。ご近所の人や会社の同僚のように実際の距離が近い人とも、心理的な人間距離をとってつき合うと、同調圧力の影響を受けにくくなります。ひいては、それが自己決定力のアップにつながります。

そのためにやってほしいことがあります。**同意を求められたら、「そうかな」「どうしてだろう」「なぜかな」**など、**疑問形で聞き返す**のです。明確な否定ではないので、相手の機嫌を損ねませんが、「自分はそう思わないよ」というニュアンスは伝えられるため、適正な人間距離を維持し続けることができるでしょう。

「がっかりされてもかまわない」という勇気をもつ

「早く相手を変えたい」とせかすのは逆効果

今日は1週間ぶりに恋人と会える日です。当然、朝から、いや数日前から待ち遠しく思っていました。そして、ようやく仕事を終えていそいそと待ち合わせ場所へ行ってみると……相手は機嫌の悪そうな顔で立っているではありませんか！

なんとか機嫌を直そうとしても、なにを言っても効果はありません。そうこうするうちに、自分の機嫌まで悪くなりはじめて……。このように、機嫌の悪い恋人や友人、家族と接していると、自分の気持ちまで悪いほうへ向かっていくことがありますね。これは「**情動的共感性（共感）**」という心の動きなのです。

共感が生まれるのは、ミラーニューロンという脳の部位が、近くにいる他者から影響を受けて反応（発火）するためとされています。

「共感」は、他人の気持ちを理解したり、人間関係を築くうえで重要な心の動きです。しかし、先のデートの話のような「機嫌の悪さ」や「ストレス」は、できれば共感したくないでしょう。そのためには、**他人の気持ちにまで責任を負う必要はない**という点を理解する必要があります。

たとえば、あなたがついカッとして友人と諍《いさか》いを起こしてしまったとしましょう。原因はあなたの「怒り」という感情にありますから、あなたはこの諍いに責任を負わなければなりません。そして、友人に謝罪するなどの責任を果たす必要があります。

しかし、恋人や友人、家族の気持ちはコントロールできるものではありません。心理学者のアルフレッド・アドラーも「**他人の気持ちを強制することはできない**」と話しています。このような自分でコントロールできないものにまで責任を負う必要はないのです。

具体的に、他人の悪感情やストレスにつき合わないためには、その人と距離を置くこと。冷たい言い方に聞こえるかもしれませんが、あなたのミラーニューロンは近くにいる他者から影響を受けてしまうので、離れるしかありません。

恋人が不機嫌そうな顔をしていると、「機嫌を直してよ」などと言いがちですが、これはコントロールできない他人の感情を操作しようとする言葉ですから、むしろ衝突を生むだけかもしれません。

こんなときは、「**機嫌が直ったら連絡ちょうだいね**」などと言って別れるのが得策です。こうすれば、恋人だって「自分の不機嫌で問題を起こしてしまったかも」と理解できるはずです。

「あのときは申し訳なかった」「ごめんなさい」などと連絡が来たら、そのときにあらためて「なにがあったの?」「相談に乗るよ」などと対応します。こうして**相手の悪感情が落ち着いてから共感**を示せば、「冷たい」「薄情な人だ」という印象を与えずにすみますし、不要な悪感情やストレスを背負い込むこともなくなりますよ。

心に雲がかかっているときは、雲が晴れるのを待つ以外はありません

「呪いの言葉は受け流す」のが、やる気を保つためには重要

「いま、やろうと思っていたのに……」と、口には出さなくても、心の中で、そうつぶやいてしまうことはありませんか。

物事には段取りがあります。仕事で急ぎの案件は最優先で取り組むでしょうし、仕上げるまでに時間がかかりそうなら、その前に、短時間で片づけられる用事をすませてしまうなど、人それぞれの方法があるでしょう。

ところが、そうした自分のペースを乱されるケースが少なくありません。

仕事をひとつ終わらせて、いざ、次の仕事に……という矢先に、「おい、あれはどうなっている？」と声をかけてくる上司などは、その典型例です。しかも「あれ」では通じないのに、**「自分がわかっていることは相手もわかっている」と思い込んでいる**ような上司です。いわゆる「オフィスあるある」のひとつで、け

って珍しい話ではないようですが。

そして、そういう人にかぎって、「きみはダメだなぁ」とか「いままでなにを勉強してきたんだ」などと厳しい言葉を口にします。場合によっては、パワハラやモラハラとなることもあります。おそらく、自分自身が若手だったころのことなど、すっかり忘れているのでしょうが、しょっちゅうこんなことを言われたら、上司を嫌いになるだけでなく、仕事そのものも嫌になってしまうかもしれません。

さて、ここからが問題です。パワハラ上司とはまったく逆に、**「がんばってね」とか「期待しているよ」と、励ましの言葉をかける上司**もいますね。厳しい言葉で部下を育てるのではなく、ほめて育てようというタイプといえるでしょう。

これは会社にかぎらず、学校でも家庭でも、どちらがいいか、よく議論されるテーマです。

しかし、そもそも、誰もが仕事や勉強をがんばっているはず。それなのに「がんばれと言われても……」とモヤモヤしてしまうこともあるでしょう。繊細な人だったら、心がくじけてしまうかもしれません。つまり、すでにがんばっている人や、いまから仕事にかかろうとしている人にとっては、やる気を削がれる発言にもなりかねないのです。

もちろん、そうした言葉を聞き流せる人であれば問題ありません。しかし、真面目な人ほど「もっとがんばらなくては」とか「急いで取りかからなくては」と受け取りがちで、その結果、自分の仕事のペースを乱したり、集中力を欠いたりします。期待に応えようとして無理をしてしまい、ストレスが大きくなれば、体調を崩さないともかぎりません。

こうなると、上司の一言を「呪いの言葉」と呼んでもいいでしょう。つまり、言われたほうにとってはトラブルを引き起こしかねない言葉なのです。**結果的には、「ダメだなぁ」と言われるのと同じ**といえるでしょう。

こうした言葉をかけられたときには、聞くべきことはもちろん聞くとして、そうでない部分は「受け流す」ことをおすすめします。声をかけてきた人が、こちらの状況や気持ちまで深く考えているとは思えません。ですから、すべてをまともに受け取る必要はないのです。

それに、**呪いの言葉を口にする上司ほど、「上から目線」である**ことに気づきませんか。言った本人にまったく悪意はなく、むしろ、よかれと思ってかけた励ましの言葉だったとしても、明らかな上下関係がある場合、言われたほうがプレッシャーを感じてしまうのはしかたがないことです。

自分にとって「呪いの言葉」になるとわかっていれば、「はい」という返事はしても、そのあとは受け流して、自分のペースを保つようにしましょう。

もう少し、いい加減に生きてみませんか

噂ほどあてにならないものはありません

電話やハガキ、メールなどを使って相手を信じ込ませ、現金やキャッシュカードをだまし取る犯罪は「特殊詐欺」と呼ばれます。

相変わらず被害件数、金額ともに多いのですが、この特殊詐欺の中に「未公開株取引詐欺」という手口があります。「特別にお教えしますが」「値上がり確実な未公開株が買えるんです」「発行会社とコネがあるので入手できました」「あなただけに特別に譲ります」などと、未公開株の購入を勧めるわけで、購入代金を振り込ませて、現金をだまし取るのです。

これは「他人の知らない情報をいち早く知れば、金儲けができる」という人間の欲を悪用した手口です。**「誰も知らない情報」という意味の言葉を耳にしたら、まずは疑ってかかり、それ以上かかわらない**ことが大切です。

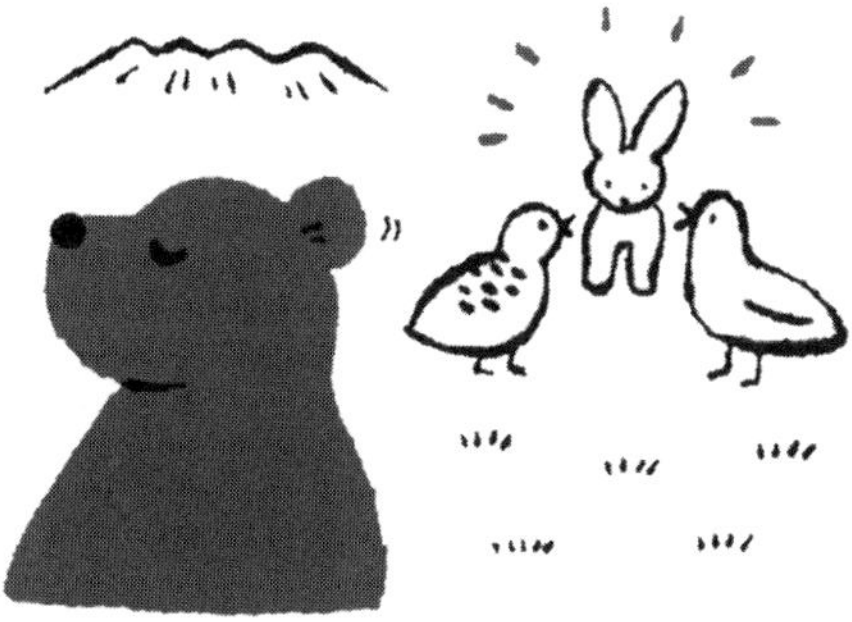

実は、「噂話」にも、これと同じことがいえます。

ただし、噂話が好きな人が手に入れようとしているのは、お金ではなく注目です。誰も知らない話を知っていれば、みんなの注目を浴びることができますからね。しかし、一般の人がそんな話を仕入れるチャンスは、まずありません。その結果、つくり話で噂をでっちあげるケースも多くなります。

ですから、友人や同僚、近所の人が噂話をはじめたら、**一切耳を貸さず、早々に退散すべきです**。もし最後まで聞いてしまっても、絶対に口外しないこと。そうしないと、あなたも噂話を広めた〝一味〟になり、信頼や信用を失ってしまいます。

また、ほかの人から同じ噂話を聞いた場合も、はじめて聞いたような態度をとるようにしてください。

ただ、注意していても、**「小耳にはさんだのだけど」「ちょっと聞いたんだけど」**という前置きからはじまる噂話には、だまされてしまう場合があります。これらの言葉からは、「私が広めているわけではない」というニュアンスが伝わってくるためです。

マスコミには「伝聞は記事にしてはならない」という鉄則があります。これは「又聞きの話は信憑性《しんぴょう》が低い。当事者から聞かなければ信用できない」という理由からです。「小耳にはさんだのだけど」「ちょっと聞いたんだけど」も伝聞ですから、この前置きが出てきたら、「これは信憑性が低い話だな」と考えればいいでしょう。

もうひとつ注意しておきたいのが、**噂話をする人たちは強く結束していること**

が多いという点。実は、適度な悪口や噂話には、お互いの感情を強く惹きつける働きがあります。これは「マイナス一致の感情効果」という心理から生まれます。

噂話好き集団にいる人に、別の所属者を批判してしまうと、その話は確実に筒抜けになり、今度はあなたが噂話のターゲットとされることも考えられます。

噂話好き集団には**「近寄らない」「耳を貸さない」「なにも言わない」**の三原則で対応してほしいと思います。それが人づき合いでストレスを増やさない最大の秘訣です。

他人のことを勝手に詮索するのはやめましょう

多量の言葉のシャワーを浴び続けると、脳はパンクしてしまう

私は東海大学医学部と聖路加国際病院に、あわせて25年ほど勤めていました。この間、電車で通勤していたのですが、25年の間に電車内の景色はガラリと変わりました。

当初は新聞や雑誌、本などを読んでいる乗客ばかりでしたが、聖路加国際病院を退職するころには、ほぼ全員がスマホを見るようになっていました。

ある調査によると、**「スマートフォンの一日の平均利用時間」は136分**に達するとのことなので、「通勤客のほぼ全員がスマホを見ている」というのは当たり前なのかもしれません。

では、スマホユーザーはなにを見ているのでしょうか。同じ調査によれば、フェイスブックやツイッターなどの「SNS」が平均77・8分で、最も長いそうで

す。

時代遅れといわれるかもしれませんが、心身のことを考えたら、もう少しSNSの利用を控えることをおすすめします。なぜなら、SNSの利用と健康には大きな関係があるためです。

〝たかが〟SNSなのに、心身に大きな影響を与えるのは、**自律神経の乱れを誘発する**ためではないかと考えられています。

自律神経は内臓の動きや代謝、心の動きなどの機能を、私たちの意思とは関係なくコントロールしている神経系です。心と体を活発にする働きの交感神経と、休ませる働きの副交感神経があり、この2つがバランスをとりながら活動しています。

ところが、SNSを利用していると交感神経系ばかり刺激されるのです。その理由は、他人の生活や考え方をのぞき見ることができるという、いままでにない経験をするようになり、とくに**「うらやましい」「悔しい」「悲しい」などの強い感情が交感神経系を強く興奮させます**。この交感神経系の興奮が過緊張を生むので、不眠やストレス、体内の炎症などが出てくるのです。

ちなみに、ニューヨーク州立大学のデビッド・リー博士の研究によると、**SNSの利用時間が長い人ほど体に不調を覚え、病院を訪れる回数が多い**とわかったといいますから、長時間利用するデメリットは大きいようです。

では、どの程度の利用なら悪影響が及ばないのでしょうか。ノッティンガム・トレント大学のマーク・グリフィス教授は、「利用時間では測れない。不安定な気分をやわらげるためSNS利用を増やしているなら、短い時間でも問題が生じる」と話していますから、SNSを見ていて「うらやましい」とか「悔しい」と感じたら、早めにシャットダウンするのがいいでしょう。

「暇さえあればスマホ」を半分に減らしてみよう

「あの人は〇〇」というイメージをもつと苦しくなる

「第一印象は大切だ」と、よくいわれます。これは、「第一印象は正しいことが多い」という意味ではありません。人間は、**自分の第一印象が正しいと裏付けする情報ばかりを集め、正しくないという情報は、無視したり集めようとしなくなったりしがち**だからです。

たとえば、第一印象がよかった人に軽口を叩かれると、「面白い人」とか「親しくなった証拠」とプラスの解釈をしますが、第一印象が悪かった人に同じようにされると「無礼な人」「なれなれしい」というマイナスの解釈になり、この印象は会えば会うほど強化されていきます。

また、第一印象がよかった人が、待ち合わせに遅れた場合、「仕事が忙しかったのかな」「渋滞に巻き込まれたのかもしれない」などと勝手に想像したりしますが、第一印象が悪かった人に対しては、「やっぱりだらしない人だ」「時間にルーズなんだろう」など、悪いほうに考えがちでしょう。

このように、第一印象によって、人間は強い思い込みを抱いてしまうのです。

こうした心の動きを「**確証バイアス**」と呼んでいます。

自分と同じ信念や価値観をもつ人のことは「好ましい人物」と考えがちで、親しくなりやすいですし、そうでない人とは距離を置きがちになるというのも、この確証バイアスによるものです。

私たちは普段の生活で、膨大な情報を処理しています。この状況では、確証バイアスはとても効率的な考え方で、脳の働きを助けてくれます。しかし、確証バイアスが働きすぎるとネガティブな情報が耳に入らなくなり、正確に状況を分析できなくなります。

とくに注意したいのがＳＮＳです。ＳＮＳには独自のアルゴリズムが使われていて、配信者や閲覧者の反対意見を除外し、同意する可能性が高い情報ばかりが表示されるようになっています。つまり、**最初から反対意見が削除されていて、**

確証バイアスがより強く働きやすいわけです。

海外では政治家がSNSで支持者を煽り、それが国を分断させる事態も起きています。支持者たちが情報の正確さを確かめないままそれを鵜呑《うの》みにしてしまうのは、SNSのアルゴリズムによって確証バイアスが強化されている証拠といえるでしょう。

だから、SNSを利用する場合は、とくに「思い込み」や「贔屓《ひいき》の引き倒し」に注意が必要になるのです。

確証バイアスの罠に落ちないには、自分の意見を裏付ける証拠だけではなく、すべての証拠を検討すること。

反対意見に耳を背けていると、確証バイアスは強化される一方です。そこで、反対意見をもつ人の言葉にこそ耳を傾けるようにします。すると、いままで見えていなかった事実が見えてくることがあるはずです。

ちなみにSNSの場合、独自のアルゴリズムが使われて最初から反対意見が除外されているため、いったんログアウトして情報や意見を得ることも大切です。

また、**「○○に決まっている」「△△のはずがない」と決めつける**考え方も改めてほしいものです。

自分の考えが間違っているとわかったら、素直にそれを認めましょう。その時点で、間違った考えを正すことができます。

人とつながる快感から時には離れてみる

やるべきことは、安易に群れることではありません

仕事帰りにタクシーに乗ると、運転手さんがラジオをつけていました。いわゆる深夜放送で、あるお笑いコンビが雑談している感じでした。その中で、片方が「オレは寂しがり屋でさ、トイレにも一人で行くのが嫌なんだ。だから、いつもスタッフを誘って行くことにしている」と話していました。

このように、一人で行動するのを嫌う人はけっこういます。それは「**ぼっち**」という言葉があることからもうかがい知れます。「ぼっち」とは「ひとりぼっち」の略ですが、「友人がいない」「仲間外れ」「孤独な人」「寂しい人」のように、どちらかというとネガティブな意味で使われます。

たしかに、友人や知人、家族などと一緒に行動するのは楽しいでしょう。しかし、小学生や中学生ではないのですから、いい大人が誰かと一緒でなければなに

もできないというのはあまりにも情けないと思います。

ある精神科医が、**「にぎやかな人ほど孤独を恐れている」**と話していました。

人づき合いがよく、親しみやすい、話し好きの明るい人が周囲にいますね。サービス精神が旺盛で、周囲と適応できる人です。しかし、このような人をよく観察してみると、意外な事実に気づくのです。その集団の中で、自分がどんな役割を期待されているかをよくわかっていて、期待に応えなければいけないと思っているようです。だから、いつも楽しい話題や流行語などを用意していますし、意に沿わないことでも、なんとか妥協しようとします。

そういう人は、自分の気持ちよりも、人とつながっていることを目的にしてしまい、実際は、周囲に振り回されているようにも見えます。心の底に、ひとりぼっちになることへの恐怖のようなものが潜んでいるのではないでしょうか。

しかし、一人でいるときしかできない大切なことがあります。それは**心の整理（内面を整えること）**です。

一人で街を歩いたり、旅行をしたことがありますか。一人でいると当然、会話というものがなくなります。これは、いままで会話に費やしていたエネルギーをほかへ振り向けられるということですね。すると、いままで気づかなかった景色や、すれ違う人たちの新しい姿が見えてくるものです。

これは、家で一人で過ごしていても同じです。家族や友人とおしゃべりしながら過ごすのとは、まったく違う時間になるでしょう。

さらに、このエネルギーを自分自身の内面に向けた場合は、自己対話が行われ、思考が深まっていきます。つまり、**自分自身のことをより深く知るいい機会にも**

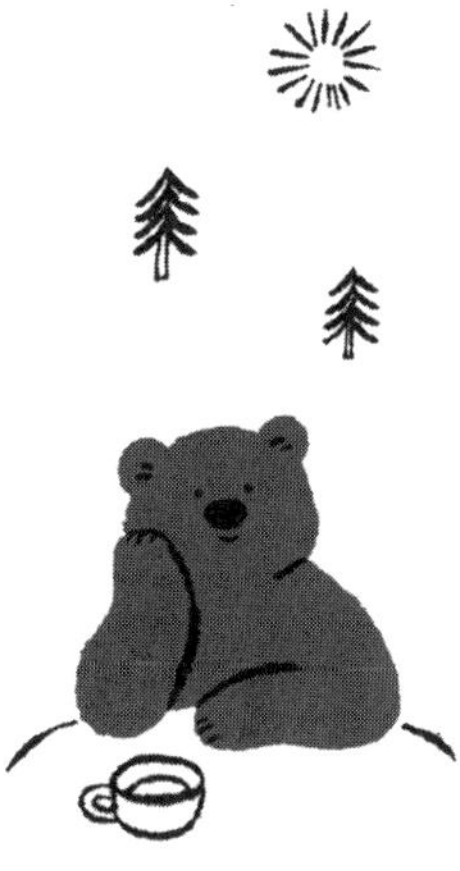

なるというわけです。

前に、認知行動療法について触れましたが、自分の内面にある考えや気持ち、とらわれているものなどに気づくところから、この療法ははじまります。つまり、一人でいるときに深い自己対話を行うのは、認知行動療法をやっているのと同じなのです。

ただし、私たちの心はとても天邪鬼なところがあるので、「自己対話をしよう」「内面にある考えを探ろう」と意気込みすぎるのは禁物です。もっと気楽に、**「一人の時間を楽しむのは、見知らぬ街をさまよう旅のようなもの」**と考えて、周囲の人たちから見ると、一見、ボンヤリ過ごしているだけでいいのです。

思いをめぐらすうちに、いままで気づかなかったことに気づき、忘れていたことを思い出し、自分が変わっていくのを実感できるはずです。

つながりすぎない孤独を味わう勇気を

第4章

ガマンしなくていい

ちょっとくらい
自分中心でかまわない

真実の自己と偽りの自己、自分のことを知ってますか？

「真実の自己」と「偽りの自己」――あまり聞いたことがない言葉かもしれませんね。これは、イギリスの精神科医ドナルド・ウィニコット博士が考えたもので す。子どもの精神分析をするうちに見えてきたもので、「真実の自己」とは文字通り本当の自分のことで、生まれもったままの考え方や気持ち、反応などを指します。

それに対し「偽りの自己」とは、**「真実の自己」を覆うためにつくられた考え方や気持ち、反応**などを指しています。

真実の自己は、赤ちゃん時代に見せる手振りや泣き方を母親が理解してくれると発達しますが、多くの場合は十分には通じません。だから、赤ちゃんは自分を理解してもらう術を考えるようになります。こうして生まれるのが偽りの自己で、これによって真実の自己は守られるのだというのです。

日本には古くから「本音と建前」という言葉があります。**本音とは「まったく自由な心の動きによって生まれる態度」**で、たとえば家で一人過ごしているときや、親友や恋人と一緒にいるときしか表に出ません。

それに対し、**建前は「批判を受けるのを避け、都合の悪い部分を隠した態度」**で、仕事のときや他人と接するときに出るものです。

真実の自己と偽りの自己は、本音と建前によく似ています。真実の自己も、家で一人過ごしているときや、気の置けない友人と一緒にいるときしか表に出ませんし、偽りの自己はそれ以外の大部分の場面で表に出ています。

アニメやドラマなどで「ツンデレ」という性格傾向をもつ人物が描かれることがありますね。これは、敵対的な態度（ツンツンする）と極端に好意的な態度（デレデレする）を使い分けるキャラクターですが、一般的に考えれば、「ツンツン」が偽りの自己で、「デレデレ」が真実の自己といえると思います。

偽りの自己は真実の自己を守るために存在していますが、偽りの自己が表に出ている時間があまりにも長くなりすぎると、ストレスになります。それは、**本来の自分を隠して演技している時間が長い**ことを意味するからです。

この結果、自分の存在や世界に違和感を覚えて、「自分が生きているこの世界がリアルなものなのかわからなくなる」「成功しても幸福感を味わえない」「ほめられても実感が湧かない」のように、なんだか劇中にいる感覚になります。

このように、自分の存在や世界に違和感を覚えたら、たまには**一人きりで自己対話**をしてみたいものです。それには散歩の途中の公園でベンチに腰かけたときや、カフェでぼんやりコーヒーを飲んでいるときなどが最適で、真実の自己を表に出させる時間を長くすることが大切なのです。

わかっているようで、わかっていないのが実は自分のこと

役割を演じすぎると、あとあと自分を苦しめることになる

前項で、「真実の自己」と「偽りの自己」について説明しました。真実の自己は文字通り本当の自分で、偽りの自己は、真実の自己を守るために自らつくり出した考え方や気持ち、反応などです。

この「偽りの自己」に似たものに「**ペルソナ**」というのがあります。元来は演劇で着用する「仮面」を指すラテン語です。心理学者のカール・ユング博士は、「ある人が、実際の自分とは別の人物として他人に見せる公的な顔や役割」をペルソナという言葉であらわしました。

仮に、本当は冗談好きで他人を笑わせるのが大好きなCさんという人がいたとしましょう。

Cさんが会社の社長だった場合、冗談や面白おかしいことばかり話していたら

威厳を保てませんし、部下たちも「たしかに社長は面白い人だけど、この人についていって本当に大丈夫なのだろうか……」と心配するはずです。そこで、Cさんは本当の自分を隠して、「社長」にふさわしい役割のペルソナをかぶって、冗談と笑顔を封じ、部下たちの前で厳しく振る舞うようになります。

人は、さまざまな状況で使い分ける複数のペルソナをもつことができます。たとえば、このCさんを偶然、デパートで見かけたとしましょう。すると、会社での厳格さが嘘のように、笑顔で奥さんと楽しそうに買い物をしているではありませんか。これは、Cさんが「社長」ではなく、「奥さんと一緒にいるとき」にふさわしい役割のペルソナをかぶっているからです。

これ以外にも、「友人と遊ぶとき」「子どもの前にいるとき」「恋人とデートをするとき」などのペルソナをもっているのが一般的で、ペルソナをもっていないと、自分にも周囲にも大きなストレスを与えるようになります。

しかし、ある種の役割に没頭しすぎると、そのペルソナが本当の自分を完全に覆い隠してしまうことがあり、これを「**ペルソナとの同一化**」と呼んでいます。

ペルソナとの同一化は、仕事やお金、理念、社会的立場などが関係した役割で起きやすいようで、前の例でいうと、Cさんは「社長」という役割に没頭しすぎると、そのペルソナと同一化しやすいわけです。

本来の自分とは異なる仮面が取れなくなってしまうのですから、ストレスで心身にいろいろな影響があらわれます。たとえば、それまでの熱意が失われ、活気がなくなります。自分から進んでなにかをやろうとしなくなり、常にイライラや不満を抱えがちです。やがて生き生きした表情は失われ、体の動きがぎこちなく

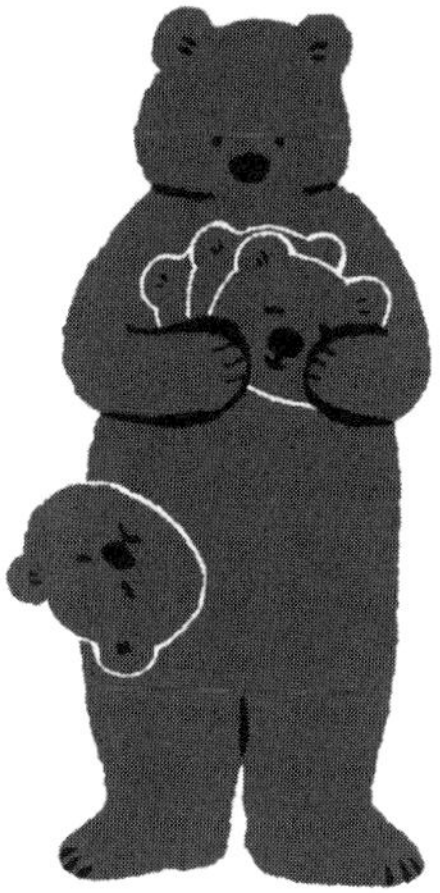

なります。

バリバリ仕事をするために社長のペルソナをかぶったのに、**度が過ぎると熱意が失われ、やる気がなくなってしまう**のですから、皮肉な話ですね。

このような「ペルソナとの同一化」を防ぐためには、息抜きが大切です。ペルソナとの同一化は、多くが仕事に関係したものですから、仕事に没頭しすぎず、たまには早めに切り上げて仲間や友人たちと軽く一杯飲んだり、恋人や配偶者とデートを楽しめばいいでしょう。

すると、「仕事」のペルソナから「友人と遊ぶとき」や「恋人とデートをするとき」などのペルソナに切り替わり、同一化は起きにくくなるのです。

自分を飾ろうとするのは不毛な疲れを生むのみ

その場しのぎの迎合は、「相手に都合のいい人」になるだけ

日本の社会は**同調圧力**がとくに強いといわれます。この原因は、日本には未だ「村社会」の影響が強く残っているからだと思われます。村社会とは、有力者を頂点とした昔ながらの秩序が保たれた排他的な社会です。個人よりも組織が優先され、突出した考え方や和を乱す行動をする人は妬まれ、疎んじられます。そして、こうした人には、村八分（仲間外れ）という制裁が科せられます。

そのためでしょうか、日本人は昔から、**自分がやりたいと思うことと、相手の頼みごとを比べた場合、後者のほうが重要性が高いと判断する**傾向があります。

たとえば、誰かから頼みごとをされたとしましょう。本心では「あまり気が進まないな」「できれば断りたい」と思っていても、「その日にはやりたいことがあったのだけど」くらいの用しかない場合は、渋々かもしれませんが「いいよ」

「やってみるよ」などと応じてしまったりしませんか。そして、自分のやりたいことは後回しにしがちです。

この考え方には、素晴らしい面もあります。近年、世界各国で大きな被害をもたらす自然災害が次々に発生しています。そして、災害支援がはじまると、住民たちが物資を奪い合う様子がニュースなどで流れます。「助かりたい」という気持ちは人間の本能ですから、このようなことが起きるのはある程度やむを得ないことだと思います。しかし、日本で支援が行われた場合、こんな光景はまず目にしません。それは「自分よりも他人を優先すべき」という考え方によるものだと思います。

でも、日常では、そこまで自分のことを後回しにする必要はありません。そもそも**「自分よりも他人を優先すべき」という考え方は本能に背いている**わけですから、多かれ少なかれストレスがたまります。緊急時にはやむを得なくても、日常では自分を優先していいと思います。

「やりたいことがあるから」という理由で人の依頼を断ってもいいのです。きちんと断ったほうが、ストレスを圧倒的に減らせるでしょう。

また、他人を優先すれば、ちょっとした機会にこんな言葉が出てしまうものです。**「あなたに頼まれたから来た」「あなたのためにやっている」「あなたのためにがんばっている」**などです。たしかにこれは事実なのですが、言われた側からすると「ずいぶん恩着せがましい」と感じます。その結果、お互いにストレスを感じることになれば、意味がないと思いませんか。

もうひとつ、前に紹介した「自分で決める人ほど幸福度が高い」という研究結果を思い出してください。なにごとも誰かに手伝ってもらったほうがラクなような気がしますが、実際には一人で自由気ままにやったほうが満足感は高くなるのです。つまり「自分のため」と考えることが、最終的には「相手のため」になっている場合が多いと考えてください。

「いい人」をやめて、思いきって素直に断る

「いいね」の数に一喜一憂しているとロクなことがない

他人からよく思われたい……その気持ちは誰にでもあります。もちろん私だって例外ではなく、患者さんたちから「おかげで悩みが消えました」とか「保坂先生に巡りあえてよかった」などと言われるとうれしくなります。

この「よく思われたい」という気持ちの根っこは想像以上に深く、アメリカの臨床心理学者ロジャー・コービン博士は、「さまざまな危険にさらされていた有史以前の人間にとっては、周囲の人に好かれることが生き残るための必須条件だった。これがやがて人間の基本的な欲求になり、生命の危険がなくなった現在にも受け継がれている」と指摘しています。

「他人によく思われたい」という気持ちを「**公的自己意識**」といいますが、ただ、その気持ちがあまり強くなりすぎると、そればかりを考え、意外な問題を起こすことになります。**身分不相応な見栄を張って、嘘をついたり、お金のトラブルを起こす**ケースもあるのです。

では、どうすれば見栄を張らずに過ごせるでしょうか。実はなんとも簡単で、他人によく思われたいと努力しなければいいだけです。

心理学者のアルフレッド・アドラーは「他人の気持ちを強制はできない」と話しています。この言葉通り、そもそも、**誰かがあなたを気に入るか気に入らないかを、あなたが決めることなんてできない**のです。

中には「AさんはBさんに気に入られたらしい。ならば私も」と考える人もいるでしょう。でも、あなたが同じように気に入られるという保証はどこにもありませんね。だから、あえて特別なことをせず、ありのままの自分でいればいいのです。そうすれば、無駄なストレスも減るはずです。

「ありのままに振る舞って嫌われたらどうするの?」と考える人もいると思います。たしかに嫌われるケースもあるでしょう。しかし、それは当たり前のこと。誰だって、好きな人と嫌いな人がいるはずで、その気持ちを相手が無理に変えようとしたらどうでしょうか。おそらく、気持ちなど変わらないと思います。これもアドラーが指摘している通りの結果です。

最近は、SNSで「いいね！」をもらうのに必死で、まるで仕事が手につかないという人もいるとか。これも「他人によく思われたい」という気持ちの延長線上にあるのだと思います。

たしかに「いいね！」をもらうと気分がよくなりますね。これは**「自分の価値が承認された」という〝思い込み〟**によるものですが、このように「いいね！」と「自分の価値」を結びつけてしまうと、自信や自尊心にまで影響が及び、「いいね！」に振り回される日々に突入するのです。

しかし、自分の価値を他人に承認される必要などありません。この基本的な点をあらためて理解すれば、「いいね！」に振り回されたりしなくなるはずです。

相手の顔色ばかりうかがって卑屈になっていませんか

「自分はなんてダメなやつなんだ」って、錯覚かも

友人の息子さんで、地方の大学で准教授を務めている医師がいます。彼から電話がかかってきて「学会のため東京の○○ホテルへ来ています。もしお時間があったら、お茶でもご一緒していただけませんか」と誘われました。

そのホテルというのが私の勤務先のすぐ近くだったため、学会が終わる5時過ぎに最寄りのコーヒーショップで待ち合わせをしました。

会うのは数年ぶりで、昔話や近況報告で盛り上がりました。このときは昔と変わらない様子だったのですが、そのうち、ちょっと苦しそうな表情を浮かべてこう言い出しました。

「ふとしたときに思ってしまうんです。私はいつも、やらなければいけないことではなく、やってはいけないことをしてきたんじゃないかって」

いきなり難しい話題になったな、と思っていると、その気持ちを察したらしく、彼は続けました。

「こう言うとすごく難しく思えるでしょうが、たとえば、黙って相手の話を聞いていなければならないときに、口を開いて余計なことを言ってしまうとか、ここは我慢すべきところだと心の中でわかっていても『それはおかしいんじゃないですか！』などと反論してしまう。そして、その後にはすごく自己嫌悪に陥るわけです。自分は未熟な人間だ、こんな人間は尊敬されないし、必要ともされないのではないかって……」

大学の准教授というのは会社の中間管理職のようなものですから、部下や研修生、看護師などと上司の教授に挟まれ、日常的にかなりストレスがかかる役職です。とくに大学病院の場合は、たくさんの患者さんの命も預かっていますから、一般的な中間管理職以上の強いストレスに日々さらされています。このような強いストレスで、彼の心は弱ってしまったみたいです。

「私はもっと我慢しなければならない。そうできない自分はダメな人間だ」

おそらく、彼はそう言いたかったのだと思います。ではなぜ、こんな考えに至ってしまったのでしょうか。ヒントは、彼が「**自己嫌悪**」という言葉を使っていたところにあると思います。自己嫌悪とは「自分を自分で嫌う」こと。この気持ちになるのは、自分を大切に思えていない証拠です。

自分を大切に思えていないから「自分が悪かった」「自分の気持ちを抑え込むべきだった」などと真っ先に考えてしまう。そしてその結果、「自分の考えや判断は正しかったのだろうか」とまで考えるようになってしまったわけです。

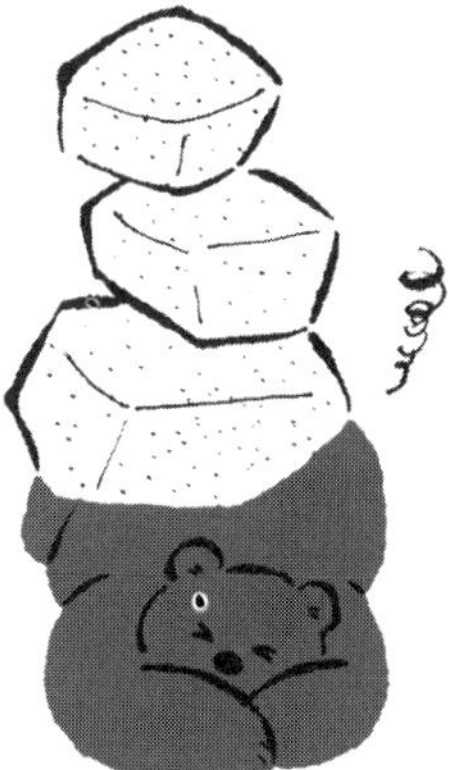

こうした考え方は、医師にかぎらず、仕事や人生において大切な決断を下す際に好ましくないでしょう。それに、心が負のスパイラルに落ち込んで抑うつ的になる可能性もあります。彼もその寸前のようでした。

そこで、私はこう聞いてみました。「誰かに『おまえが口をはさむな！』と言われたの？」。すると、しばらく考えたあとで、「ない、と思いますが……」と答えるのです。

彼のことは子どものころから知っていますが、人一倍やさしい心の持ち主でした。やさしいのはいいことです。もちろんやさしい人を非難するつもりはありませんが、なにごとも「過ぎたるはなお及ばざるがごとし」です。あまりやさしすぎると、相手の気持ちを考えすぎて、**自分のことは二の次**――自分を大切に思わなくなってしまいかねません。

そこで私は、「キミはやさしすぎるんだよ。他人のことなど考えず、**もっと『自分が正しい』『自分が第一』と考えて行動してごらん**」とアドバイスしました。

本人も驚いた顔をしていましたし、驚く読者も多いと思います。しかし、やたらと自己嫌悪に陥りがちな人は〝やさしすぎる〟ことが多いので、自分のことを第一に考えるくらいが「ちょうどいい」のです。

それからしばらく経ち、彼から「自分を第一に考えるようにしたら、意外なことに以前より人間関係がよくなりました！」というメッセージが届きました。どうやら私の荒療治がうまくいったようです。

なにか本当に嫌われるようなことをしただろうか？

他人の期待にこだわらなければ、無駄な力が抜ける

「ピグマリオン効果」というのは、「期待してほめると、それが現実になる」という不思議な心理現象です。自分が期待されていることを感じ取ると、無意識のうちにそれに応えようとしてやる気を出し、優れた結果が出せるわけです。

しかし、これも程度問題で、期待に応えようとして必死にがんばってみたものの、途中で「無理だ」「私にはできそうにない」とわかると、**期待は突然、大きなストレッサーに変化します**。そして、自己嫌悪、自尊心の低下なども生まれて、心がこじれかねません。

アメリカ留学時代に知ったのですが、英語圏には「期待は計画的な恨みである」ということわざがあるそうです。ずいぶん皮肉なことわざに思えますが、私の周囲にも、期待されすぎた結果、つぶれてしまった人がたくさんいます。おそらく、

あなたのまわりにもいるはずです。このように、期待というのは若い人の人生をつぶすくらい恐ろしいもので、このことわざは的を射ているのでしょう。

ではなぜ、人は無理な期待に応えようとしてしまうのか。それは、**自分を第一に考えていない**から、誰かの期待を重視しすぎて、無理してまでがんばってしまうのです。

しかし、自分自身を大切にしなければ、他人のことを大切にする心の余裕などできません。「**自分を大切に扱うことは、他人を大切に扱うための第一歩**」なのです。

このことは、アメリカの教育心理学者クリスティン・ネフ博士の研究でも証明されています。ネフ博士によると、**自分自身を大切にするとオキシトシンというホルモンの分泌量が増える**とわかったそうです。オキシトシンには「幸せホルモン」という別名があり、不安や恐怖、闘争欲などを失わせ、人間関係を良好にしようとする気持ちが強くなることがわかっています。

他人の期待に沿ってばかりいるなら、あなたはまだ自分の人生を楽しんでいないことになるでしょう。最近、「自分の人生を生きていない気がする」と訴える声をよく聞きます。そう感じることがあったら、他人の期待に沿いすぎているのではないでしょうか。

たしかに、努力することは大切です。しかし、この世には努力だけでは達成できないものもたくさんあります。もし「期待されすぎている」と感じたら、**無理してがんばるのではなく、早々にその期待からリタイアしましょう**。

そのためには、期待に対し「ノー」と言えばいいだけ。怒られるとかガッカリされるなどのリスクはありますが、それは相手の考え方にすぎません。あなたはあなたの人生をこれからも生きていくのですから、他人の評価よりも自分の幸せを第一に生きてほしいと思います。

期待に応える「キャラづくり」をしているのは自分自身

よかれと思ってやったことが、相手の気分を損ねている⁉

1年ほど前、私の知人がリタイアして東京から地方へ引っ越しました。最近流行の「地方移住」ですが、コロナ疎開という面もあったようです。

そして、「新参者だから、いろいろと教えてもらいたいことがある」という考えもあって、近所に住む先輩移住者と食事やお茶をする機会があると、年齢やアドバイスの大小にかかわらず、必ず飲食代を支払っていたそうです。

ある日、先輩移住者と食事をしながら談笑したあと、いつも通り飲食代を支払おうとしたら、「ちょっと待って。年金暮らしだと思って、バカにしているのか。このくらいの金額なら、私にも払えるんだよ」と怒られてしまったそうです。

「もちろん、バカにするつもりなどこれっぽっちもありませんでした。先輩に対する尊敬とか感謝のつもりだったのですが」と、知人はとても困惑していました。

このように、自分ではよかれと思ってやっていることが、相手にとっては好ましくないことだったという話がときどきあります。とくに知人のケースでは、お金が絡んでいたため、激しい反応が出てしまったようです。

実は、心理学的に見ると、「おごる」というのは**「自分のほうが優位にある」という優越感情を確認する行為**にあたります。「自分を上位と認めてもらいたい」と伝えているわけで、知人のケースでは相手がそれを敏感に感じ取り、強い不快感を催したのだと思います。

アメリカの社会学者ヤン・イェーガー博士は、「**軽率な干渉はけっして歓迎されず、時には危険ですらある**」と語っています。自分勝手な考えや思い込みで他人に干渉したり行動をとったりすると、好ましい結果は出ないと思ったほうがいいでしょう。

だからといって一切、手を差し伸べないというのもつらくなりますね。そこで、援助や干渉をするかどうかに迷ったら、次の4項目を考えてみてください。

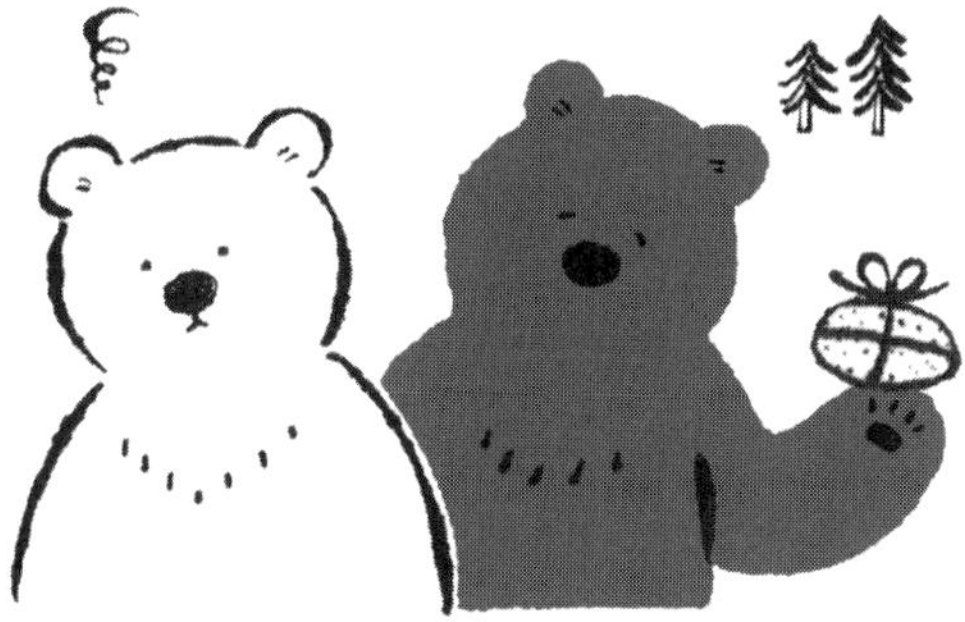

①干渉したり意見を述べる関係にあるか

……あまり親しくない人に対して行動を起こすとトラブルになる可能性が高くなります。干渉しても許される関係かどうかを客観的に考えてから行動しましょう。

②相手が本当にかかわりや意見を求めているのか……なにかをする前に、相手が本当にそれを求めているのかをあらためて考えてみましょう。それでもわからなければ、直接尋ねてもいいと思います。

③自分の問題とすり替えていないか……

たとえば、自分が結婚に失敗したから、

知人の結婚に反対するというのは、知人のことを考えての干渉ではありません。本当に相手を考えての行動なのかどうか、もう一度考えてみましょう。

④相手が危険にさらされているかどうか……肉体的、精神的など、さまざまな面で危険にさらされていると客観的に判断できたなら、誤解されるとか、されないとか考えずに、躊躇《ちゅうちょ》なく干渉すべきでしょう。

こうした項目についてチェックしてみると、一時的な感情が抑えられ、「本当にそうしていいのか」が冷静に判断できると思います。

「あなたのため」と思うときの本心は「自分のため」

自分の首を絞めてきた「当たり前」をやめる

「前向きに検討します」「行けたら行きます」

よく聞く言葉ですね。日本人は相手に対する遠慮や謙譲の気持ちを重要視するので、意見をはっきり言わず、とても曖昧な返事を口にする傾向があります。「**大丈夫だと思います**」などがその代表例でしょうか。外国人相手にこんなことを言うと、苦い表情で、「OKなのかNGなのか、ハッキリしてほしい」と詰め寄られること間違いなしです。

実は、私もアメリカ留学時代にそのような経験があり、「ホサカクン、なにを考えているのかわからないよ」「自分の意見をもっていないのかね」などと言われたことさえありました。

曖昧な表現に対して反応の違いが出るのは、「**曖昧耐性**」のレベルが異なるからです。曖昧耐性とは、曖昧な言葉や状況に対して、どれくらいストレスなしで向き合えるかを示すもので、一般的に日本人は曖昧耐性が高く、欧米人は曖昧耐性が低い傾向があります。

しかし、たとえ曖昧耐性が高い日本人でも、曖昧な返事には多少のストレスを感じるでしょう。また、一つひとつのストレスは小さかったとしても、毎回曖昧な返事ばかりされていたら、「この人にはもう会いたくない」と思ってしまうのではないでしょうか。

さらに、曖昧な返事をする人は、「自信のない人」「優柔不断な人」という印象をもたれがちです。実際、「自信のない人のグループ」には、**「イエス・ノーをはっきりあらわさない」「どっちつかずの返事をする」**傾向が見られたという研究もありますから、この印象は正しいでしょうね。

日常生活の中で、あまり曖昧な返事ばかりしていると、周囲にストレスをまき散らすと同時に、自分の評価を下げがちです。

では、曖昧さを減らすにはどうすればいいでしょうか。私がおすすめしたいトレーニング法は、購入を迷っている商品を思い切って買うことです。

「欲しいけど、ちょっと高いから、いつも躊躇《ちゅうちょ》してしまう」「どっちも欲しい。どちらを選ぶべきか悩む」。さまざまな店舗で、こんな迷いを感じることがあるでしょう。こんなときには、**思い切って高いほうを買う**ようにします。

これが曖昧な返事を減らすのとどう関連しているのか、疑問に思うかもしれませんね。しかし、この行動が「私は判断を迷わない」「私は思い切って決断できる人間だ」という暗示として働き、曖昧な返事をする機会は確実に減っていくのです。

ただし、贅沢をしなさいと言っているわけではないので、「曖昧な返事をしないようになるためだ」と言い訳しながら散財するのはやめてくださいね。買うのは必需品にとどめておきましょう。

コミュニケーションは簡素なほうが心地よいのです

できないなら「できません」と言えばいいだけのこと

入社3年目のAさんは、明るい性格で人受けもよく、仕事をしっかりこなしています。そのためか、上司や先輩は、「これ頼むよ」と、ポイポイと気軽に仕事を回してくるそうです。

たいへんな状況だと思うのですが、Aさん自身は仕事を任せられることがうれしく、期待に応えようとがんばっていました。ある程度までは毎日の勤務時間で消化できますが、**無理なときは残業し、場合によっては自宅に持ち帰ってこなす**こともありました。

あるとき、課長から「来週の月曜までに、アンケートの要点をまとめておいてくれないか」と頼まれ、元気よく「はい、承知しました」と答えたのですが、その直後に、別の先輩からも「新製品のキャンペーンの下原稿を用意してほしい」

と言われたのです。

さすがに厳しいとは思いましたが、「週末、家に持ち帰ってやれば、なんとかできるだろう」と考え、不安を感じながらも引き受けたそうです。ところが、不安は的中し、週末に持ち帰った仕事は、思うようには進みませんでした。

さて、月曜日。「このくらいまとまっていれば、OKだろう」と見せたアンケートのまとめでしたが、「どうしたんだ、これではとても使いものにならないよ」と、課長に叱られることに。また、先輩に用意しておいてと頼まれた下原稿は、半分しかできていませんでした。

Aさんが甘い見通しで受けた仕事は、どちらもきちんと仕上がらなかったわけです。

仕事の依頼を受けたときに、「できません」と正直に言えない人は多いと思います。口にすれば、自分の評価が下がったり、二度と仕事が来なくなる可能性が高いでしょうから、言えない気持ちもわかります。

「やる気がない」とか「役に立たない」と評価されるのは避けたいでしょう。でも、もし「できそうにない」「厳しいかもしれない」と思ったら、依頼した人に相談すべきです。**正直に「できません」と言われれば、依頼者も早めに対策が打てます。**

できないとわかっていて請け負ってしまえば、途中で「進行中です」「安心してください」などと嘘の報告をすることにもなり、最終的に周囲や依頼者にたいへんな迷惑をかけてしまいます。

これがお互いの大きなストレスになるのは言うまでもありませんし、結果的には、**「できません」と言うよりも、あなたの評価を落としますから**、とにかく正直に打ち明けることです。

安請け合いする便利屋さんになってはいけない

第5章

無理しなくていい

いい加減でやめる。
それがうまくやるコツ

「ねばならない」が多いほど、不自由な人生を送るはめになる

「あれこれ言うべきでない」とか「支払いはまとめてするべきだ」などと、「〜すべき」という言葉で自分の考えを押しつけてくる人がいますね。しかし、**「〜すべき」は自分で思い込んでいる物差しにすぎません**から、他人に当てはめようとするのは、まったくの見当違いです。

このように、自分の経験や考え方などから導き出された枠組みを「自己スキーマ」といいます。自己スキーマは誰もが多かれ少なかれもっている考え方で、過去の経験や知識から危険をある程度予測できたり、あらゆることを素早く判断できるなどのメリットがあります。

たとえば、挙動不審な人を見て「近づかないほうがいい」と判断したり、警察官が人混みの中からテロリストや犯罪者を見分けられるのも、この自己スキーマ

のおかげです。

しかし、自己スキーマが強くなりすぎると、**「絶対に私の考えが正しい」「相手の考えが間違っている」**と考えてしまい、それが「～すべき」という言葉になって表に出てきます。

本人はよかれと思って、「～すべき」という言葉で正しく導こうと考えているのですが、自己スキーマは自分が「正しい」と思い込んでいる信念にすぎませんから、それがそのまま他人に当てはまるとはかぎりません。当然、言われた相手

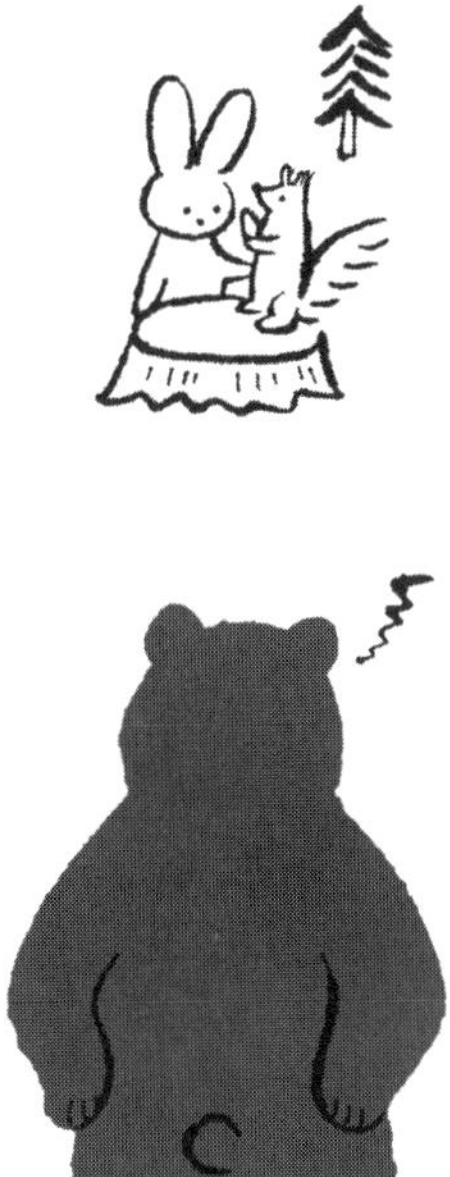

もそう感じて、「お節介だ」と疎まれるようになりますね。

さて、自分自身に対して「〜すべき」「〜ねばならない」という言葉で考えを押しつけようとする人もいます。自分が自分に課すのですから、問題はないようにも思えますが、その考え方は完璧主義に通じるものがあり、自分自身を精神的に追い込むことになりますから、感心できません。

過度な「自己スキーマ」に陥らないためにも、認知行動療法は有効です。認知行動療法については第1章でも述べましたが、まず自分の考え方を知ることからはじめましょう。

この場合、**「私は誰？」と質問し、答えを紙に書き出してみてください**。あまり考え込まず、できれば15くらい並べてみましょう。すると、この中に「自己スキーマ」が隠れているのです。

次に、**書き出した「自分」について、メリットとデメリットを書いてみます**。「完璧主義者」という項目があったとしたら、メリットは「レベルの高い仕事ができる」「信頼が得られる」「他人に迷惑をかけずにすむ」などでしょうか。そしてデメリットの欄には「失敗が許せない」「気持ちが休まらない」「人の行動に我慢がならない」などの言葉が並ぶでしょう。

さて、**ひとつでもデメリットがあったら、この自己スキーマは修正の必要があります。**つまり「完璧主義者」というのは好ましくないわけで、その考え方をやめるように努力しましょう。

と、口では簡単に言えますが、自己スキーマを切り替えるには時間と努力が必要です。とはいえ、好ましくない自己スキーマがなにかを知っただけでもある程度改善が望めますから、まずそこからはじめてみてください。

自分が完璧でないように、誰もが完璧ではないのです

「もっと、もっと」の行きすぎは禁物

世界遺産にも登録されている日光東照宮は、修学旅行などで訪れたことがある人も多いのではないでしょうか。

かなり以前のことになりますが、私も日光を旅行して訪ねたことがあります。さすがは世界遺産に指定されているだけあり、歴史的建造物の数々に目を奪われましたが、中でも素晴らしかったのは陽明門です。国宝の陽明門には500以上もの彫刻があるそうで、いつまで見ていても飽きないことから「日暮《ひぐらし》門」とも呼ばれるそうです。

こんなウンチクを知っているのは、地元のガイドさんの解説を聞いたからですが、その話の中でいちばん驚いたのは、この門が未完成だという点でした。

陽明門は12本の柱で支えられていますが、そのうちの1本が〝わざと〟上下逆に立てられているそうです。これは、古来の言い伝え**「完璧に魔が宿る（完璧なものは好ましくない）」**という言葉を守るためとか。逆さ柱という、建物を造る際には絶対にしていけないことをあえてやり、未完成なままにしているのです。

実は、これと同じことが人生にもいえるのではないでしょうか。なんでも完璧にやろうとする人がいますね。いわゆる完璧主義者です。もしかすると、あなたもその一人かもしれません。

自分が完璧主義者かどうかは、**「よい成績を残したことを祝った経験がありますか？」「なにか記録を更新したことに喜びを感じた経験はありますか？」**という2つの問いの答えによってわかります。

この両方の問いに「いいえ」と答えた人は、明らかに完璧主義者です。完璧主義者にとっては、よい成績も新記録も単なる通過点でしかありません。そのため、喜びを感じることがないのです。

目標や理想を高くもつのはいいことです。それは、自尊心を高めるためにも、とても効果的といえるでしょう。しかし、完璧主義者が自分自身に課す目標や要求はあまりにも高すぎて、常に自分自身を強迫し、緊張し続けています。これが大きなストレスになるのは言うまでもありません。

しかも、高すぎる目標は、達成できないケースも多いでしょう。すると、この強迫と緊張がすべて自己批判に姿を変え、自尊心を打ちのめすようになります。これが「**燃え尽き症候群**」の原因になることもあります。

燃え尽き症候群では次のような症状があらわれるので、自己チェックをしてみてください。

□他人と話をする気にならず、人間関係がギクシャクするようになった。
□最近、とても疲れやすくなり、仕事のミスが増えた。
□自分では普通のつもりなのに、周囲から「大丈夫か?」と聞かれる。
□なんとなく体調がすぐれず、胃腸病や不眠症に悩む。
□お酒の量が急に増えた。

もし、ひとつでも当てはまった場合には赤信号。それ以上がんばらないことです。すでに人並み以上の努力をしたのですから、少し休んでください。

「こうなれ、ああなれ」と自分の心をせかすのは逆効果

「自分にマルをつける水準」が高すぎませんか

2022年10月、プロレスラーのアントニオ猪木さんが亡くなりました。猪木さんはたくさんの名言を残したことでも知られていますが、私は「元気があればなんでもできる」という言葉が大好きです。

この言葉は「**自己効力感**」という、私たちが生きていくうえでとても大切な心理をうまくあらわしているからです。

自己効力感をわかりやすく言い換えると、「**目標を達成するための能力を自分がもっていると信じる気持ち**」になります。

たとえば、テレビ局のアナウンサーになりたいと考えている人は「私にはアナウンサー試験に合格できる能力がある」「○○テレビなら合格できる自信がある」と考えているからこそテレビ局の入社試験を受けるわけで、この信じる気持ちが自己効力感です。

　中には、エントリーする前から「私が合格できるわけがない」「自分には無理」と考え、あきらめてしまう人もいます。これは自己効力感の低い人です。言うまでもありませんが、自己効力感が低い人は、高い社会的地位に就くのは難しいでしょう。アメリカの心理学者ゲイル・ハケット博士も、「現代社会で女性が出世するのは未だに困難だが、自己効力感が低い女性は、とくに出世が厳しくなる」と語っています。

　さらに、自己効力感が低い人は病気の治療効果が出にくい、うつ病になりやすいと指摘されていますから、心身の健康のためにも、高い自己効力感をもつべきだと思います。そのために効果があるのが、次の3つの知恵です。

①自分の「なわばり」から飛び出す

　なわばりは私たち人間にとっても安心・安全な場所のこと――つまり、長年所属しているグループや友人関係などを指します。心地よいのはわかりますが、**そ**

こに留まっているかぎり、自己効力感はそれ以上高くはなりません。

自己効力感を高めるためには、なわばりを出て新しいことにチャレンジしたり、新しい人と知り合うことが必要です。知らない国や町を旅行するのもいいでしょう。

②無理のない目標を決める

自己効力感を高めるには、成功体験がとても大切です。ただし、いきなり高い目標を設定するのではなく、**無理のない目標をひとつずつクリアして成功体験を積み重ねていきましょう**。

たとえば、ＴＯＥＩＣでいきなり９００点台を目指すのではなく、まずは６００点台を目指し、それを達成できたら次は７００点台、そして８００点台と順に目標を達成して、最終目標である９００点を目指せば、達成のたびに自己効力感は高くなっていきます。

③自分自身を激励する

ここが猪木さんの言葉と通じる点になりますが、「自分ならできる」「自分を信頼していい」と、自分自身に激励の言葉を贈ることが自己効力感を高めることにつながります。

また、これは②にも関連しますが、**自分の実力が時間の経過とともにどれだけ向上したかをしっかり確認する**のも、自己効力感を高めるコツなのです。

「前より少しよくなった」と思えばがんばれる

「いま」できることに集中すれば、冷静になれる

松原泰道《たいどう》さんという臨済宗の僧侶がいらっしゃいました。２００９年に亡くなられましたが、１００冊を超える著書を残し、中でも『般若心経入門』は記録的ベストセラーとなり、第一次仏教書ブームのきっかけをつくったことでも知られています。

この松原禅師は、常に**「三しない」**を心がけていらっしゃいました。**「無理をしない」「無駄をしない」「無精をしない」**です。中でも「無理をしない」は、心をこじらせないためにも大切な考え方だと思います。

第1章で、真面目すぎる人や責任感の強い人はストレス耐性が弱く、すぐに限界を超えてしまいがちだと話しました。理由はがんばりすぎてしまうからで、たとえば自分で決めた課題が後に「難しすぎる」とわかっても、無理してそれを完

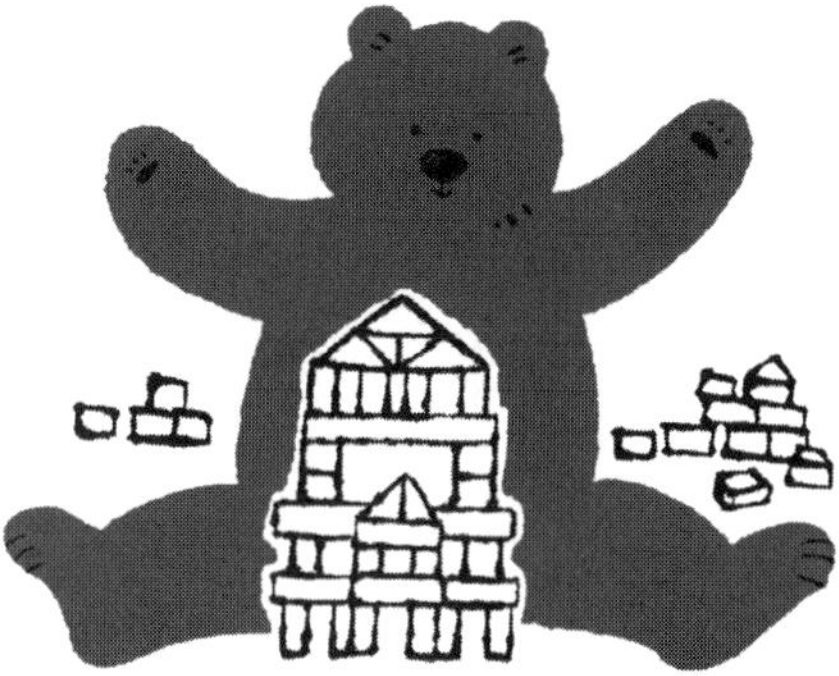

遂しようとします。しかし、もともと難しすぎる課題なのですから、できるはずがありません。その結果、「力が足りないからできないんだ」「こんな自分が情けない」というネガティブな思考に陥ってしまうのです。

こんなときは、**課題を小さく砕いて分割し、できることから確実に実行していく**ことを強くすすめます。できる課題にはすぐに取りかかって達成し、難しい課題は後回しにすればいいのです。

仕事をしていると、やりはじめよりも、しばらくしてからのほうが効率がアップするという経験があるでしょう。これは、仕事に慣れたころに側坐核《そくざかく》という部位から、やる気を司る脳内物質アセチルコリンが分泌されはじめるためです。しかも、できる課題を先に達成することで、成功体験を積み重ねることもできます。

つまり、**アセチルコリンの分泌開始と成功体験の積み重ねによって、後回しにした難しい課題を達成できる**可能性も高くなるわけです。

さらに、こうした成功体験は、たとえ小さなものでも「私はできる」という自信になりますから、ネガティブな思考に陥ることもなくなります。

ちなみに、「課題を小分けにして無理なく達成していく」というテクニックは、ストレス退治にも使えます。**大きなストレスでも小さく砕けば、ひとつずつ乗り越えていきやすくなる**かもしれません。

「ストレスを砕く」とは、ストレスの全容を客観的にとらえ、それが起こった問題点をひとつずつ細かく分析し、対応を考えることです。

たとえば「会社へ行きたくない」という強いストレスを感じていたとしたら、なぜ会社へ行きたくないのかを客観的に分析します。すると「上司とうまくいかない」「ノルマが多すぎる」「毎日疲れがとれない」などが原因だとわかってくるはずです。

「上司とうまくいかない」という課題は解決が難しいでしょうから、まずはできそうな課題――**「疲れがとれない」から解決する**ことを考えます。それにはしっかり睡眠時間をとる、マッサージに行くなどが考えられるでしょう。

こうして小分けにしたストレスの中から簡単なものを確実に解決していけば、成功体験を得られて、たとえ解決できない課題が残ったとしても「なんとかなる」「大丈夫」という気持ちになれるはずです。

先のことには手のつけようがない

感謝も謙虚も、過ぎると自信をなくしていく

「イグノーベル賞」というのを知っていますか。「人々を笑わせ、考えさせた研究」に与えられる賞で、ノーベル賞のパロディーとして1991年に創設されました。そして、2022年のイグノーベル経済学賞に輝いたのは「なぜ成功は、最も才能のある人ではなく、最も幸運な人に行くかの数学的な説明」という、とても興味深い研究テーマでした。

この研究では、「**お金持ちになれるのは優秀な人ではなく、運のよい人**」だとわかったそうです。成功者のインタビュー記事を読むと、「たまたま運がよかっただけです」という言葉をよく目にしますが、それはある意味、事実なのかもしれません。

このように、「ある結果の原因が、自分の能力や努力以外のところにある」と

いう考え方を「**外的帰属**」、反対に「自分の能力や努力のおかげで、現在の結果が得られた」という考え方を「**内的帰属**」と呼びます。

私たちは誰でも、成功したときには内的帰属（自分の実力）で考え、失敗したときには外的帰属（他の人が足を引っ張った）で考える傾向があります。あなたも覚えがあるでしょう。また、内的帰属は男性よりも女性に多く見られる考え方で、外的帰属は男性によく見られる考え方という特徴もあります。

どちらの考え方にも長所・短所がありますが、成功したときに、外的帰属の主張――「運がよかっただけ」「協力があったからできた」「みなさんのおかげです」などと口にすると、謙虚な印象を与え、人望が厚くなります。

ただし、この考え方があまりにも極端になりすぎて、自分の実力や才能をまったく信じることができず、「自分は詐欺師だ」とまで考えてしまう人もいるようです。この考え方を「**インポスター症候群**」と呼びます。

こんな考え方をしていたらストレスに見舞われるのは当然ですが、インポスター症候群に苛《さいな》まれるのはけっして珍しくなく、なんと**世の中の7割の人が、一度**

はこんな考え方に取り憑かれるそうです。ハリウッド俳優のジェシカ・アルバやトム・ハンクスなども経験者だとか。自分もインポスター症候群かもしれないと感じる人は、いくつかの対策をとってみたほうがいいでしょう。

仕事がうまくいった、満足できる成果を出せたというようなときに、美味しいものを食べたり、欲しかったものを買ったりして、自分自身へご褒美をあげる人がいます。それもひとつの方法ですが、実は、ほかにも自分を評価する方法があるのを知っていますか。

まず「自分には才能がある」と自ら言い聞かせ、その証拠として、**これまでに挙げた成果を書き出してみる**のです。また、成果が自分の働きによるものだという証拠を並べていきましょう。その場合、自分の出した成果に対し、「たいしたことはない」という言葉を使わないように心がけてください。

自分の力を過信せず、自分の魅力を過小評価しない

やる気がしないときは「ため息」をついたほうがいい

医師という仕事をしていて最もつらいのは、好ましくない情報を患者さんに伝えなければならないときです。情報を伝え終わると、ほとんどの人はうつむいて大きなため息をつきます。個人的に、ため息にはあまりいい印象がありません。

同じ印象をもつ人は多いようで「ため息をつくと幸せが逃げる」「ため息をすれば親の寿命が縮まる」とか、「ため息をつくのは欲求不満の証（フランスのことわざ）」など、ため息に関することわざにはいいものがありません。

悪いことばかりなら、ため息などこの世からなくなってしまえばいいのに――と考えるのは尚早なのです。ビックリしますが、「**ため息は生きていくうえで必要不可欠な生理現象である**」という研究があるのです。

私たちはほとんど意識していませんが、なにもストレスを感じていないときでも1時間あたり10回くらい、ため息をついています。これは、ため息が人間にとって欠かせないものということを示しています。

ため息の必然性を調べるため、ドイツ・アーヘン工科大学病院の准教授ヘナー・コッホ博士は、ため息をつくことができないように遺伝子操作されたマウスの生態を調べました。すると、すべてのマウスに重大な肺の問題が生まれ、なんと死んでしまったそうです。

この研究はマウスで行われたものですが、私たち人間でも、**ため息には通常の呼吸の2倍もの換気量があり、肺を最大限に拡張できる**とわかっています。ため息をつかないと肺胞がゆっくりとつぶれていって肺不全を引き起こすそうです。そのせいでしょうか、ため息をうまくつけない新生児に突然死が多い傾向があるという研究結果もあり、ため息は人間が生きていくうえで必要不可欠なものであることは確実のようです。

さらに、**ため息には「やる気」や「忍耐力」を高める効果もある**ことがわかってきました。関西大学の山本佑実さんなどの研究によると、ため息をつく人のほうが難しいパズルや単調な課題に辛抱強く取り組み続けられたそうです。さらに、課題終了後も「もっと取り組みたい」という強い意欲を示す人は、ため息をついた群に多かったそうです。

つまらない仕事をしているとき、無意識のうちにため息をついてしまうことがありますが、これは**「がんばれ！」「あきらめるな」と自分自身を鼓舞している反応**だったのです。ため息をついていることに気づいても自分を責めず、あえてため息をつくことをおすすめします。あえてつくため息は、自然に出るため息より効果はやや薄いものの、それでもやる気につながることは確実です。

また、ため息をつきながら仕事や勉強をしている人を見かけると注意しがちですね。しかし、それはやる気を削いでしまうため、静かに見守ってあげてください。

無理にテンションを上げるから苦しくなる

勇気を出して、〝今までの逆〟をやってみる

2022年に、京セラ創業者の稲盛和夫さんが亡くなりました。稲盛さんは優れた技術者であると同時に優れた経営者で、「世の中に失敗というものはない。チャレンジしているうちは失敗ではない。あきらめたときが失敗である」という実に素晴らしい、そしてたいへん厳しい言葉を残しています。

なぜ「たいへん厳しい」のか。それはほとんどの人は、あきらめなくても成功を手に入れられない（失敗する）という現実があるためです。

悲観的なことを言うようで恐縮なのですが、子ども時代の夢を思い出してみてください。宇宙飛行士になりたいとか総理大臣になりたい、最近ではユーチューバーになって有名になりたいというのも人気の夢らしいです。

しかし、それを実現できる人は、残念ながら多くありません。たとえば宇宙飛

行士の場合、先日、宇宙航空研究開発機構（JAXA）が13年ぶりに日本人宇宙飛行士を若干名募集しました。応募者はなんと4000名以上に達したそうですが、1次試験で残ったのはわずか50人。今後、試験は3次まで行われ、合格者は若干名まで絞られるといいますから、**夢を実現できる人は1000分の1以下**で、それ以外のほとんどの人が「失敗」したことになります。

こんなときに残された選択肢は2つです。

ひとつは「**がんばり続けること**」。そして、もうひとつは「**あきらめること**」ですね。

「あきらめるな」「あきらめてはいけない」と言われて育ってきた私たちにとって、後者を選ぶのは勇気がいることです。しかし、ときには「あきらめも大切」と覚えておいてほしいと思います。

もちろん、自分でできるかぎり、力を尽くすのは大切です。では、いつまで努力し続けるべきで、いつあきらめるべきか、どうやって知ればいいのでしょうか。

これは人生を左右することにつながるので、なかなか難しい問題ですが、私はそんな質問を受けたら、次のようなアドバイスをしています。

まず、「あきらめる」という言葉を使わないように話します。「あきらめる」という言葉にはネガティブな印象があります。そのため、「あきらめるべきときが来ているのはわかっているが、あきらめられない」人も多いと思います。そこで私は、**「あきらめる」ではなく、「やめるべきとき」と言い換える**ようアドバイスしているのです。

そのうえで、次のようにすすめています。

①コストパフォーマンスを考える

努力し続けるには、過大なコスト――お金だけではなく、時間や人生そのものも含まれます――がかかりすぎると感じたら、「やめるべきとき」が来たと考えるべきです。そして、資源（リソース）に余裕があるうちに、別の目標にそれをあてましょう。

②自分にとって、目標は未だに重要なものか、常に検討する

時間が経つうちに、最初に立てていた目標がそれほど重要ではなくなっていることがあります。そんな目標にいつまでも執着する必要なんてありません。ときどき立ち止まって、目標の重要性について再検討してみるべきです。

「負けを認める」から強くなれる

たまには自分を甘やかしてもバチは当たらない

『イソップ物語』の中の短編に「酸っぱいブドウ」という作品があります。ご存じかもしれませんが、次のような話です。

「お腹を空かしたキツネが、美味しそうなブドウがなっているのを見つけました。キツネは跳び上がってブドウを取ろうとしましたが、高すぎて、何度跳び上がっても届きません。疲れたキツネは『あのブドウは酸っぱくて、まずいに決まっている。食べてやるものか！』と、また食べ物を探しはじめました」

この物語は「**合理化**」という心理をよくあらわしています。

合理化とは、ストレスを受けても精神が深刻なダメージを受けないように、そのストレスを避けたり弱めるために働く「**防衛機制**」のひとつです。合理化が成功すると、物語のキツネのように、不満や欲求などが解消され、心の平安を得ることができるわけです。

好きな異性が振り向いてくれない場合、「あの人には見る目がない」と考えたり、入社できなかった企業に対し「あそこは時代遅れの会社だから、入れなくてよかったんだ」などと考えるのが合理化の典型例です。しかし、自分は心の平安を得られるかもしれませんが、周囲には負け惜しみに聞こえがちです。

また、責任転嫁に、この合理化が使われるケースもあります。「契約がとれなかったのは、部下のせい」「子どもが非行に走ったのは配偶者のせい」などと考

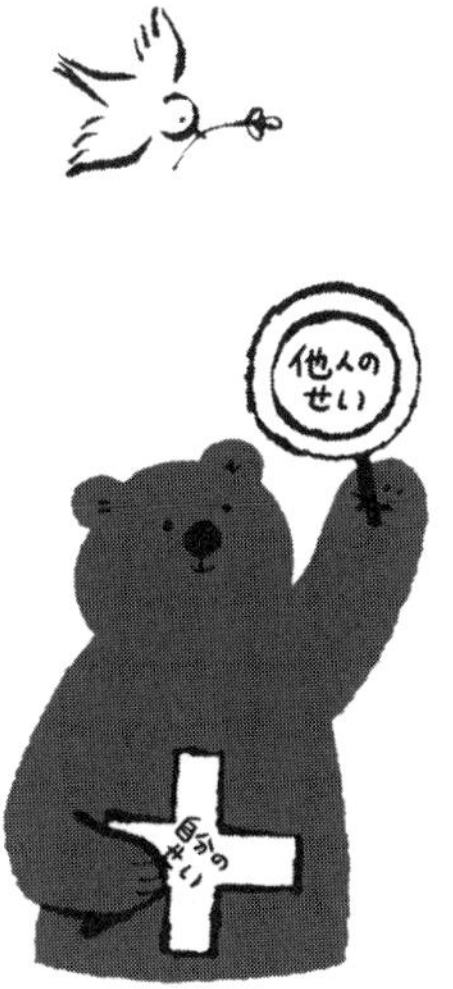

えることは珍しくありません。本人は、こう考えてストレスを回避しているわけですが、あまりよい印象は受けませんね。

そのため、合理化には「好ましくない考え方」というイメージがつきまといます。しかし、「無理なノルマや課題を強いられる」「ひどい暴力を受ける」などの状況が繰り返し起きた場合は別です。この場合、**合理化によって学習性無力感に陥らずにすむ可能性があるのです。**学習性無力感とは、自分では制御することができないストレス下に繰り返し置かれていると、逃れられるチャンスが訪れても積極的に行動を起こさなくなってしまうという心理現象のことです。

無理強いされ続けた場合、対応は「我慢して従い続ける」「その場から立ち去る（退社や離婚など）」の2つに大別されると思います。無理強いが繰り返されているなら、本来は後者を選ぶべきなのですが、責任感が強かったり真面目な人はそれができず、**ついつい前者を選びがち**です。その結果、学習性無力感に陥ってしまうわけです。

だから、こんなときこそ合理化を持ち出し、「あそこはブラック企業だから辞めたのだ」「学習性無力感になる前に離婚してよかった」などと考え、ストレスの原因から遠ざかるのが心の安全上、上手な方法だと思います。

追い込まれて学習性無力感になったことがない人は、「もっとがんばれたはずだ」「辞めていない人だっているじゃないか」と非難しがちです。しかし、それは**「生存者バイアス」による発言**ですから、控えてほしいと思います。

生存者バイアスとは、たとえば大事故が起きた場合でも、生存者の話だけを聞き、「危険な事故ではなかった」と判断してしまう誤った考え方です。生存者の何倍もの人が亡くなっていたとしても、その人たちの話は聞けないわけですから、軽々しく口にすべきではありません。

自分の「せい」にしすぎるのもやめよう

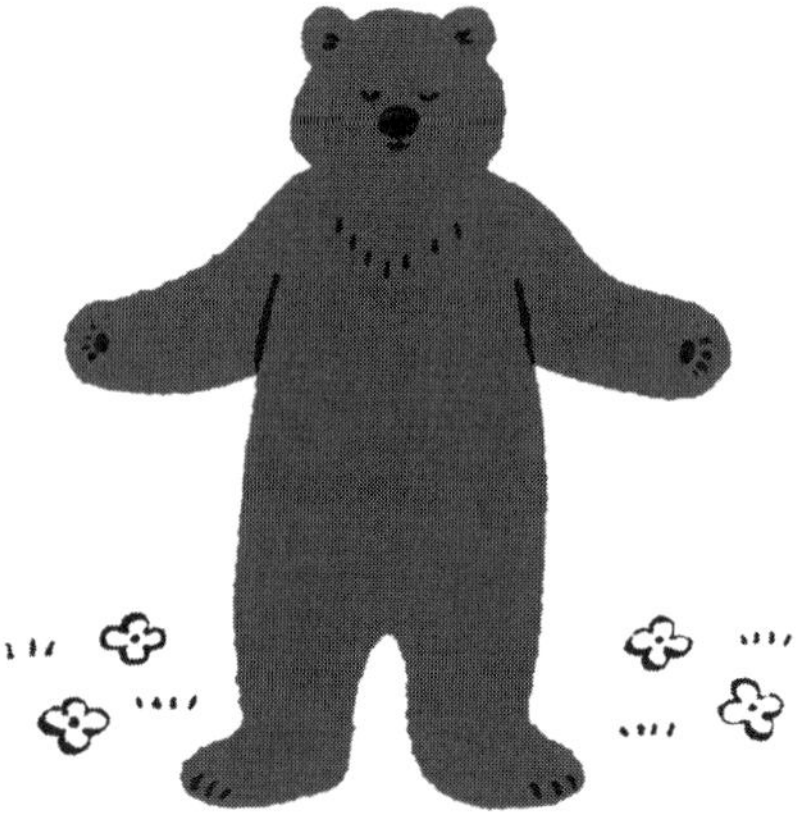

第6章

自分を粗末にしない

気持ちが休まらないとき、
どんな手を打つ？

感情の火を無理に消そうとしなくていい

日本では昔から「感情を人前であらわにしない」のが美徳とされ、尊ばれてきました。これが徹底されているためでしょうか、外国では「日本人はなにを考えているのかよくわからない」と言われることが多いようですね。なんと、ドイツ大使館のホームページにも、「日本人は人前で感情を見せない!?」というコラムが掲載されているほどです。

日本人同士でも、「あの人、なにを考えているかわからない」と感じることがありますね。ある出来事からしばらく経って、友人や家族などから「あのとき、本当は賛成してほしいと思っていた」「あのとき、とても悲しかった」などと言われて驚くことがあります。これはおそらく、日本人が「以心伝心」を最上のコミュニケーション手段と考えているからだと思うのですが、**超能力者でもなけれ**

ば、以心伝心は難しいと思います。やはり、わかってもらいたいと思ったら、感情を表に出したり、思っていることを口にする必要があります。

しかし、悲しみや苦しみというネガティブな感情は、とくに表に出しにくいものです。これは、「自分の感情をコントロールできない弱い人」と思われたくないからでしょう。

でも、前にも紹介した通り、人間は、**ある程度弱みを見せたほうが好感をもたれる**ものです。だから、悲しみや苦しみでも表に出したほうがいいと思います。

実は、感情を隠していると、心身の健康にかなり大きな影響が出るという研究もあります。というのも、感情を表に出さなかったとしても、その感情がなくなるわけではないからです。仮に、親友と思っていた人に裏切られたとしましょう。心の中には「苦しみ」と「悲しみ」、そして「怒り」が渦巻いていますが、**それを表に出さないのは、対処しないのと同じ**です。

対処しなければストレスは膨らむ一方です。やがてコントロールできなくなり、心をこじらせたり体にストレス反応があらわれるようになります。

ちなみに、ハーバード公衆衛生大学院とロチェスター大学の研究で、感情を抑え込んでいると、**早期死亡の可能性が30％以上増加し、ガンと診断されるリスクが70％も増加する**とわかったそうです。

いくら「感情を抑えることが美徳」といっても、このように死亡率やガンになるリスクが高くなるというのは受け入れられませんね。それなら、もっと積極的に喜怒哀楽を表に出したほうがいいのではないでしょうか。

ちなみに、自分がいま感じている感情を認め、原因を特定し、心の中で説明するだけでも、口に出すのと同じくらいストレス発散に効果があります。

なにかのトラブルで「苦しみ」や「悲しみ」を感じたら、「**私はいま苦しんでいる**。**親友と思っていた人に裏切られたのだから、それは当然なんだ**」というように、心の中で整理するのもいいでしょう。

世間的にどうかなんて気にしない

隠さない、ごまかさない、大丈夫なふりをしない

日本は自殺者が多いことで知られています。日本の自殺率はG7（先進7か国）の中で、**ワーストの7位**となっています。

ただ、ピーク時と比べると6割ほどに減っていて、コロナ禍という難しい時期にもかかわらず自殺者数が抑えられています。それは、電話を使って自殺を思いとどまらせるボランティア活動が功を奏しているのだと思います。

「電話を使って自殺を思いとどまらせる」と聞くと、「死んじゃダメ！」とか「残される人のことを考えて」などと説得するような想像をするかもしれませんが、基本的にはただ相手の話をじっくり聞くだけです。

ただ話を聞くだけで、なぜ自殺を思いとどまらせることができるのか、不思議に思うでしょうか。実は、これは「**カタルシス（心の浄化）効果**」という心理に

よるものです。自分が抱えている不満や不安を口に出すと心がスッキリし、ストレスが解消されるという心理現象です。

このカタルシス効果をはじめて治療に用いたのは、ヨーゼフ・ブロイアーという精神科医でした。「コップから水を飲めない」という不思議な症状を抱えている女性の話にじっくり耳を傾けたところ、「昔、大嫌いな家庭教師が犬にコップで水をあげているのを見て嫌悪した」と語ったのです。そして、これをきっかけに、女性にはコップから水を飲めるようになるという劇的な変化が起きました。

かの有名な精神科医ジークムント・フロイトは、このことをブロイアーから聞き、「**無意識の中に抑えられていた記憶と感情を、もう一度意識し直したことで症状が消えた**」と考え、患者の治療に利用するようになりました。

このように、カタルシス効果はとても強力な心理作用ですから、不安や恐怖を感じてストレスになっているときには利用できます。

本来は専門知識をもったカウンセラーや、私のような精神科医に話をするのがいいのですが、日本ではまだまだカウンセリングを受けることに抵抗がある人も

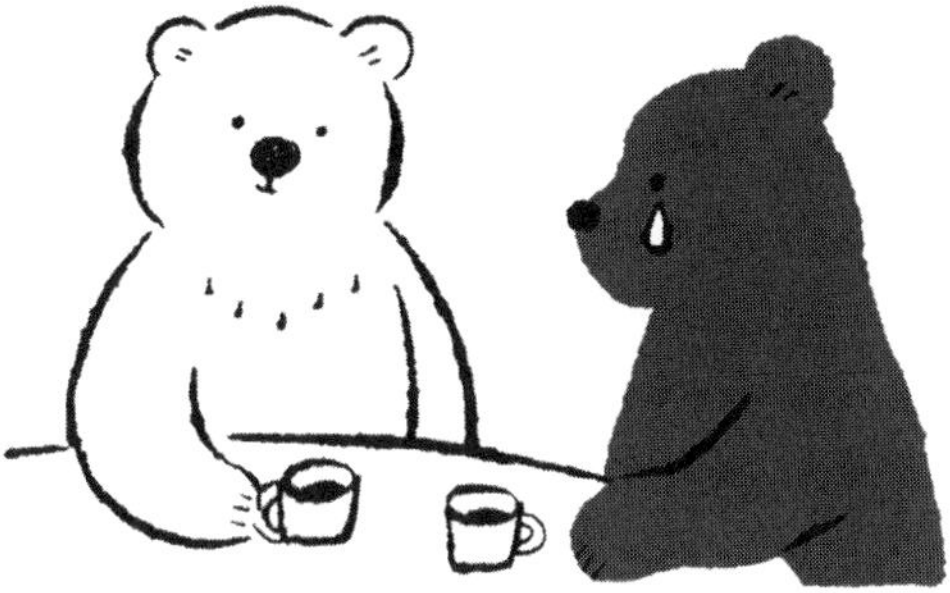

多いようですし、「専門家に聞いてもらうほどではない」という場合もあるでしょう。そんなときは、**身近にいる女性に話を聞いてもらう**と、抱えている不安や恐怖を弱めたり消し去ることができます。

「なぜ女性なの？」「男性じゃダメなの？」という疑問は当然だと思います。

その理由は**「共感力」の差**にあります。

共感力は、他人の気持ちや考えを理解しようとしたり、喜怒哀楽などの感情に寄り添い、相手を思いやれる能力で、一般的に男性よりも女性のほうが高い共感力をもっているのです。つまり、女性は、不安や恐怖の話を聞かされた場合でも肯定的な対応をしてくれるため、カタルシス効果がより高くなるというわけですね。

ところが多くの男性の場合、共感力が低いため、話を最後まで聞いていられず、**「そんなバカバカしいこと言って!」などと否定的な対応をしがち**です。これでは満足なカタルシス効果は得られませんから、女性に話を聞いてもらうことをおすすめしたわけです。

誰にだって「弱い自分」を見せていい

穏やかな気持ちを取り戻す"儀式"をつくっておく

選挙戦がはじまると、ニュース番組などで政治家がさかんに有権者と握手しているシーンが見られますね。これは有権者に好印象を与えたいという「戦略」で、政治の世界には「握手1回＝票1票」という言葉もあるほどだそうです。

実は、この戦略は心理学的にも裏付けされていて、**相手の体にタッチすると、相手の緊張や不安をやわらげる**と同時に、共感や親しみ、場合によっては愛情さえ得られるといわれています。

そういえばある議員は、重要な話し合いや決断を迫る際に、相手の膝をなでたり体を軽く揺すったりすることが多かったそうです。すると、それまで頑なだった人でも急に柔軟な態度を示すようになったとか。これも、タッチングによって共感や親しみを得た相手が、「態度をやわらげてもいいだろう」「反発するのをやめよう」と考えるようになったことをあらわしています。ちなみに、この議員は後に内閣総理大臣にまで上り詰めましたが、それもこのタッチングのおかげかもしれません。

ところが、コロナ禍で人間関係の距離感は大きく変化しました。以前は、友人や知人を見かけると近寄って、「やあ、久しぶり」「最近、どうですか」のように挨拶したものですし、肩をたたきあったり握手をすることもあったはずです。

しかし、コロナ禍で、感染を恐れて誰もが他人との距離を置くようになりました。久しぶりに見かけた友人がいても、遠くから軽く会釈をする程度になり、突然声をかけられようものなら、ドキッとする場合も珍しくなくなりました。もちろん、握手などの肉体的接触など、とんでもないというわけです。

このように対人関係が疎遠になると、人は不安を感じて強いストレスを受けてしまいます。実際、ニッセイ基礎研究所の調査（2022年）によると、「コロナ禍で友人や知人との関係に距離ができることに不安を覚える」と答えた人の割合は、3割以上に達しているとか。人間関係の不安によるストレスは、私たちが考えているよりもはるかに大きいようです。

マサチューセッツ大学老年学部教授ジェフリー・バー博士も、「**孤立や孤独感は、人を精神的に追い込むだけではなく、体にも悪影響が出る**とわかっています。たとえば心臓病や脳卒中、認知症のリスクが3割以上、上昇する可能性があります」と指摘しているので、できるだけ早く、この不安から脱出したいものですね。

そのためにやってもらいたいのが、タッチングの応用です。誰でも覚えがあるでしょうが、不安を感じると、無意識のうちに腕を組む、自分の髪の毛に触れる、頬杖をつくなど、自分の体に触れる行動をとりますね。これを「**自己親密行動**」といいます。この自己親密行動を意識的にすれば、不安というストレスをかなり解消できますが、といって、人前でやるのはリスクがあります。あからさまな自己親密行動は、周囲の人に不安を伝えてしまうからです。

とくに、仕事の関係者や友人などの前でこれをやると、その人の印象や評価が低くなることがわかっています。そこでおすすめしたいのが、**愛用品を握りしめる**という行為です。海外の映画などで、不安に襲われた登場人物が、身につけている十字架やロザリオに触れるシーンがよく出てきますね。このように愛用品を握りしめると、不安を解消できるわけです。

アイルランドには、昔から子どものポケットにフワフワした野ウサギの尻尾を入れておくという習慣がありました。おそらくアイルランドの人たちは、**肌触りのいいものに触れると、精神が安定する**ことを経験的に知っていたのでしょう。

フワフワしたものや肌触りのいいものに触れて精神が安定するのは、もちろん子どもだけではありません。これは人の心に根付いている反応ですから、あらゆる世代の人たちに効果があります。

毛皮や柔らかなウールでできたキーホルダーなどを常にポケットに入れておき、不安を感じたらすぐにポケットに手を入れ、やさしい感触を確かめてみるのはどうでしょうか。かなり不安感を取り除けるはずです。

「安心」は、思わぬところからやってくる

自分にも、まわりの人にも「バツ」をつけるのをやめる

「早期不適応的スキーマ」については、前に触れました。おさらいしておくと、これは幼いときに形成され、好ましくない反応を引き起こすスキーマのことです。

この好ましくないスキーマがつくられる原因のひとつが「**呪い（勇気くじき）の言葉**」です。

これは無意識であることが多く、おそらく誰でも一度は「おとなしくしていたら、お菓子を買ってあげるよ」とか、「成績が上がったらゲーム機を買ってあげる」などと親に言われた経験があるでしょう。

しかし、この言い方は得てして、「おとなしくしていないと叱られる」「成績が上がらなかったらどうしよう。ゲーム機を買ってもらえないし、怒られるだろう」などと思う「呪いの言葉」になってしまうのです。

とくに日本人は、このような呪いの言葉にさらされてきた人が多いようで、国立青少年教育振興機構が日本、アメリカ、中国、韓国を対象とした「高校生の生活と意識に関する調査報告書」（２０１４年）からも類推できます。

この調査で、**「自分はダメな人間だと思うことがある」と答えた高校生の割合は、日本がダントツの72・5%**となっています。それに対し、アメリカの高校生は45・1%、韓国は35・2%足らずでした。さらに「自分の希望はいつか叶うと思う」と答えた高校生の割合も、日本が67・8%と最低で、アメリカは83・9%、韓国は82・6%になっているのですから、ちょっと悲しいですね。

この調査結果を見ると、すでに十分すぎるくらい呪いの言葉にさらされ、生きづらさに苛《さいな》まれている人が多いことがわかります。

では、呪いの言葉によって失われてしまった心の元気を取り戻すには、どうすればいいのでしょうか。アドラー心理学では、**「勇気づけ」**が大切だとされています。

ただし、アドラー心理学の「勇気づけ」とは、一般的な意味の「励ます」「後押しをしてあげる」ことではなく、「**困難を克服する活力を与える**」ことです。言い換えると「自己肯定感を高める」ことになると思います。

よく使われていますが、自己肯定感とは、「自分に価値や能力があると信じる気持ち」です。これを高めるために効果的なのが、ポジティブな言葉を自分に対して使うことです。

たとえば、私は後輩の医師やナースたちに「『できる』『大丈夫』という言葉を忘れないで」とよく伝えていますが、これもそうでしょう。ほかにも、「うまくいく」「順調、順調」などとつぶやき、ピンチに陥ったときには「きっと誰かが助けてくれる」とポジティブシンキングを忘れないことです。

そしてもうひとつ、**すべてのことを加点法で考える**のも、「勇気づけ」につながります。運転免許の違反点数のように、日本の社会では減点法が多いのですが、自分のことくらいは加点法で励ましてあげましょう。

たとえば、ある一日がうまくいかなかったとしても、「なにもできなかったわけではない」「少しは成長したはずだ」と、自分に加点してあげるのです。発明家のトーマス・エジソンは「失敗ではない。うまくいかない1万通りの方法を発見したのだ」という名言を残していますが、この考え方を見習ってほしいと思います。

言い忘れましたが、最後に、子どもに「呪い」をかけないためには、どんな言葉で勇気づければいいのかを紹介しておきましょう。

アドラー心理学によると、大切なのは「**結果をほめるのではなく、そこまでのプロセスや、努力をした子どもの気持ちに共感する**」ことだといいます。難しい言い回しですが、要はポジティブな気持ちを言葉で伝えればいいのです。

たとえば、自慢げに点数のよいテストを持ち帰ってきた子どもに対しては、「いい成績をとったからご褒美にゲーム機を買ってあげる」ではなく、「○○ちゃん、うれしそうだね。私もうれしいよ」と言ってあげましょう。

ポジティブな暗示をたくさんコレクションしておく

カチンときたら、「トイレに駆け込んで」ひと呼吸

「最近、つまらないことでカッとなるので困っていて。しかも、怒ったあとにすごく後悔する。この繰り返しで、周囲は冷たくなって、ストレスも感じています。どうにかなりませんか」

近年、こんな相談をよく受けるようになりました。いわゆる「キレやすい人」だと思います。いまは大きなトラブルに至っていなくても、相手を突きとばしたり、怒鳴ったりするようになると、軽視できない問題です。

こんなときに私は、「カッとしたらすぐにその場を離れ、トイレの個室へ駆け込んで深呼吸してください」とアドバイスしています。ほとんどの人はキョトンとした表情を浮かべますが、しかし、**この方法は医学的に見ても正しい**のです。

怒りは大脳辺縁系という部位で湧きあがります。ここは動物ももっている「古

い脳」といわれる原始的なところで、素早く反応するのが特徴です。

一方、怒りを抑えてくれる前頭葉は知能や人格、理性、言葉などをつかさどるとても複雑な構造で、立ち上がりに時間がかかります。

そこで、**前頭葉がしっかり働き出すまでの時間を稼ぐ**ため、トイレの個室へ駆け込むというわけです。さらに、深呼吸をすると、脳に大量の酸素が送られて、前頭葉が活性化し、怒りをコントロールしやすくなります。しかも、トイレへ行ってしまえば怒りの対象から離れることもできますから、ちょっと落ち着けるでしょう。

私はこれを「**トイレ逃避法**」と呼んでいますが、実は、「苦しい」「つらい」「悲しい」「不安」などのネガティブな感情を抱いた場合にも、大きな効果があります。それは、前頭葉の働きがよくなるだけではなく、なんとトイレの個室に人の心を落ち着かせ、穏やかにする働きがあるからです。

ペットを飼ったことがある人ならわかるでしょうが、動物は部屋の隅っこや荷物の陰に隠れたがりますね。これは、動物が**広い空間よりも狭い空間に安心感を**

覚えるためで、もちろん人間も例外ではありません。

トイレは適度な狭さですし、三方を壁で覆われ、残る一方には鍵つきのドアまである守りの堅い空間です。しかも、座り心地のいい便座まであるのですから、落ち着いて穏やかな気持ちになるのは当然のこと。

あなたもトイレマジックを実感してみてはどうですか。

じーっと静かにしていれば、怒りはおさまる

「イライラする！」と思っても、ストレートに感情をぶつけない

「すぐ○○さんに連絡をして！」「早く部屋を片づけなさい！」

こんなふうに頼んでも、相手がなかなか動いてくれない場合があります。すぐに動いてくれないことに腹を立て、ついカッとなって怒鳴ってしまう人もいますし、怒りを抑えて「しかたがない」「私が我慢すればいいんだ」と考え、あえて口にしない人もいるでしょう。

「怒り」や「腹立たしい」という感情をもつのは人間として当然です。しかし、怒りを「怒鳴る」という攻撃的な表現にしてしまうと、怒鳴ったほうも怒鳴られたほうも強いストレスを感じることになります。

また、怒りを抑えることは怒鳴るよりももっと強いストレスになり、寿命を縮めてしまうという研究結果もあるのです。

では、ストレスを感じずに怒りを処理するためには、どうすればいいのでしょうか。私は、次のような対応をすすめています。

怒りを感じたら、まずは怒りの原因を探してみます。心理学者のアルフレッド・アドラーは「怒りは二次的な感情だ」と指摘しています。つまり、**一時的な感情（怒りの原因）が生まれたために怒りを感じる**わけです。

事実、怒りの原因が「悲しい」や「寂しい」「残念」という、まったく違う感情にあることは珍しくありません。

このような感情が怒りの原因になっているのがわかったら、次は「アサーティブ」な考え方をしてみます。アサーティブとは、「**自分のことを考えつつ、相手のことも思いやる伝え方**」です。

たとえば、「なぜすぐに動いてくれないんだ」という怒りを相手に感じた場合も、客観的な立場から見ると、それは自分の考え方にほかなりません。それを他人に押しつけようとするから、お互いのストレスになるのです。ストレスをなくすためには、お互いの妥協点を見つける努力をしましょう。

「すぐ○○さんに連絡をして！」と頼んだのに、相手がなかなか動いてくれなかった場合に感じた怒りの一時的な感情は、「残念だ」になるでしょうか。こんなときは、「**きっと、先にやらなければならないことがあったんだろうけど、あなたがすぐに連絡をしてくれなかったのが残念でならない**」と話せばいいでしょう。

あるいは、子どもに「早く部屋を片づけなさい！」と言っても片づけをはじめてくれなかった場合に感じた怒りの一時的な感情は、「悲しい」かもしれません。こんなときは「**あなたにもいろいろと考えがあるんだろうけど、言うことを聞いてくれなかったので、悲しかった**」と話してみましょう。

すると、怒鳴った場合よりも、相手はあなたの気持ちを素直に受け入れやすくなりますし、思っていることをしっかり口に出せたため、あなたもストレスを残さずにすむはずです。

「感じたまま」を言うから角が立つ

ゆっくりとしゃべれば、「余計な一言」が減る

経済協力開発機構のデータによると、いわゆる先進各国の中で**最も一日の食事時間が短いのはアメリカ**で、61分。平均すると一食あたりわずか22分ちょっととなります。これに対し、最も食事時間が長いのはだいたい予想通りのフランスで、131分に達しています。アメリカの2倍以上をかけて食事をしています。

では、日本はどうかというと、95分です。一食あたり32分弱になりますが、仕事をしている人の場合、朝食と昼食はこの半分の時間もかけていない人が多いのではないでしょうか。

さて、急いで食事をすると、脳の反応がそれに追いつきません。脳から「お腹がいっぱい」という信号が出ず、実際には満腹になっているのに満腹感を得ることができないので、食べすぎてしまうことになります。

実は、しゃべり方にも同じことがいえます。**早口でしゃべっていると脳の働きが追いつかず、「勢いで話してしまう」**状況になります。これは、脳が発言を完全に管理できていない状態で、「言わないほうがいいこと」を口走ってしまうことにもなりかねません。「口が滑る」とか「余計な一言」というものですね。

一度口にしてしまったことを引っ込めるのは不可能ですから、その余計な一言で、人間関係や仕事上のトラブルが起きるかもしれません。まさに「口は災いの元」ということわざ通りです。それに加え、早口でしゃべる人は「神経質で自信がない」という印象を周囲に与え、「あの人の話は重要ではない」と判断されがちです。これもまた、本人のストレスの原因となります。

そこで心がけたいのが、**「話す前に考える」**習慣です。当たり前と思うかもしれませんが、とくに感情的になってしまったときは、なかなかこれができないのが人間です。その結果、さらに感情を高ぶらせてしまったりするのです。

しかし、いつも話す前に冷静に考えられるわけではありませんね。こんなときは、脳の動きを追い越すような「しゃべりのスピード違反」だけはしないように注意しましょう。具体的には、重要なことをしゃべる場合、スピードは**1分間400文字までを目安**にします。つまり、原稿用紙一枚分を1分で読み切るペースを超えないことです。

イメージをつかむために、スマホのストップウォッチ機能などを使って、400文字を読み上げてみてください。もしかすると「かなり遅いぞ」「こんなに遅くしゃべって大丈夫だろうか」と感じるかもしれません。しかし、日本人は落ち着いたしゃべり方をする人に対し、「知的で論理的な考えの持ち主」という印象をもつ傾向がありますし、言葉に説得力も生まれます。

ただし、ゆっくりしゃべるといっても、**「う〜ん」「え〜と」などのつなぎ言葉はできるだけ口にしない**こと。このような言葉も早口と同様に、「自信のないあらわれ」という印象を相手に与えてしまいますから。

早口になっていると気づいたら、途中で一拍おく

「私のこと、わかって」が強すぎると、わかってもらえなくなる

電話するのを忘れていたとか、話をよく聞かなかったなど、ちょっとした誤解や感情のもつれで、知り合いとの人間関係が壊れてしまうケースがありますね。そんなとき、「やっぱり古くからの友だちとは違うな。幼なじみの○○となら、こんなことにはならなかっただろう」などと思ってしまうかもしれません。

しかし、その考えは間違っているようです。アメリカの社会心理学者ムザファー・シェリフ博士は、「**親しい関係の相手に対しては、親しくない相手よりも許容できる範囲が狭くなると同時に、許容できない範囲が広くなっていく**」と指摘しています。

これは「社会的判断理論」という心理です。具体例を出して説明しましょう。

たとえば、あまり親しくない人となにか約束をしたとしましょう。「さほど親

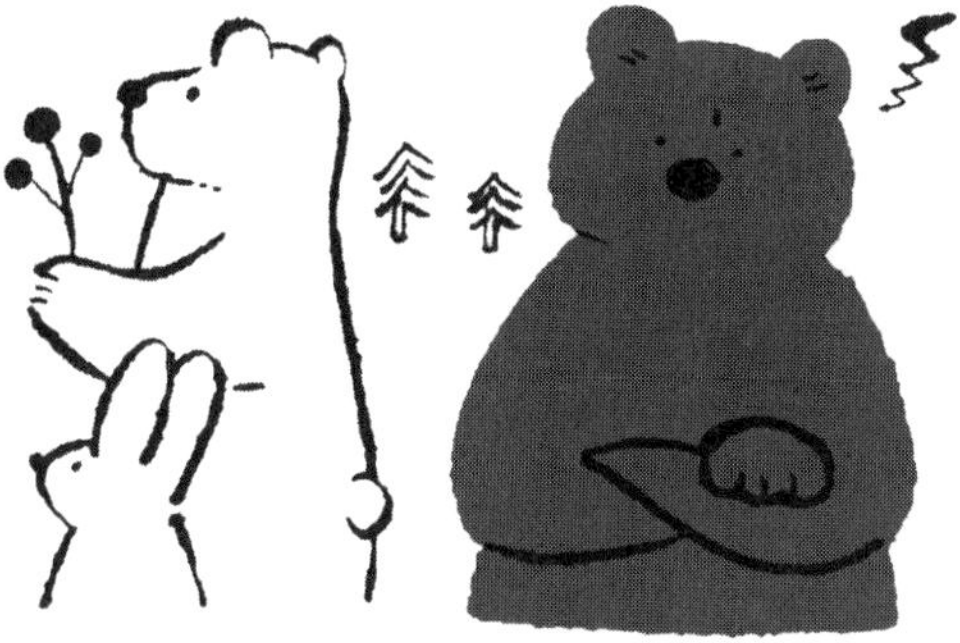

しくない人との約束に過大な期待は禁物」というのが一般的な考えですね。だから、たとえその約束が守られなかったとしても、「しかたがないか」「やっぱりね」という反応に留まり、約束したことさえすぐに忘れてしまいます。

ところが、同じ約束を親友としたら、おそらく、かなりの期待をするはずです。そのため、約束が守られないと、落胆と不満、強い怒りを感じます。「なにやっているんだよ！」などと声を荒らげてしまうかもしれません。

これは、**親しければ親しいほど、相手のことを自分の人格や思考と同化させる**

傾向があるからで、わかりやすくいうと、親しい相手には「私のことをわかってくれて当然」と期待しがちなために起きるのです。つまり、親しい間柄ほど誤解が生じやすく、感情的なトラブルが起きやすい……というわけです。

親子、兄弟姉妹といった血縁者だって例外ではありません。「血は水よりも濃し」という言葉がありますが、絆が強い分、誤解やトラブルは大きくなりがちです。よく、経営問題で争う親子や兄弟の話題を見聞きしますが、そんなケースを見ても明白でしょう。しかも、近しい関係とのトラブルは、そうでない人とのトラブルよりも大きなストレスになります。

また、親しい関係や親族以外にも、次のような人とは誤解やトラブルが生まれやすいため、注意してください。

①自分より社会的地位が上なのに能力が劣っている人……「自分より劣っているのに偉そうにして」という思いが心の底にあり、トラブルになりやすい。

②自分と同程度の実力をもっている人……無意識のうちにライバル視するので、

つまらないことでもトラブルになります。

③自分に似ている人……自分に似ている人だと、「無意識のうちに感じている自分の嫌なところ」が見え、否定的な感情が生まれることがあります。この感情を心理学者のカール・ユング博士は「シャドウ（影）」と名付けています。

大きなストレスを背負い込まないように胸に刻み込んでおきたいのが、「親しき仲にも礼儀あり」という古くからのことわざです。親しいからといって「わかってくれて当たり前」「理解してくれるはず」と考えるのではなく、**親しいからこそ、他の人よりも気を遣い、心遣いをする必要がある**のではないでしょうか。

不満を感じたくなければ、高い期待を持たないこと

悶々とした気持ちと手を切る「気晴らし行動」を用意する

28ページで、ストレスに対処する方法として「問題焦点型コーピングと情動焦点型コーピング」を紹介しました。実はこれ以外にも、積極的な対処法として**「気晴らし型コーピング」**というのがあります。

街歩きをする、友人と会話する、カラオケを楽しむ、買い物をする、スポーツで思い切り汗を流すなど、自分が好きなことをやってストレスを解消するというのが気晴らし型コーピングです。

「気晴らし」という言葉の響きから、「ストレスを解消できるのは気のせい」と感じるかもしれませんが、気晴らし型コーピングは、事故にあったり、大切な人と別れたときなど、**きわめて大きなストレッサーが生じた場合にも、心の落ち込みを防げる**ことがわかっています。

ただし、大きなストレッサーが起きてから気晴らしになることを探すのは難しいでしょう。そこで、ストレスで心をこじらせないために、**普段から気晴らしになるものをいろいろもっている**といいのです。ただし、飲酒やギャンブルは別のストレスの元となりますから、避けるようにしてください。

なにが気晴らしになるのか、それは人によって異なります。友だちが厚意で「気晴らしになるからテニスでもやらない？」と誘ってきたとしても、それがあなたの気晴らしになるとはかぎらないわけですね。

では、自分にはどんな気晴らしが適しているか。それを知るために、次の項目から「当てはまる」と感じたものにチェックを入れてください。

□リタイアなんかしたくない。したくなかった。
□プライベートより仕事を優先させることが多い。
□残業や休日出勤は苦にならない。
□実は、「自分は優秀だ」と思っている。

□何人かで歩いていると、いつの間にか先頭に立っている。
□行列ができている店には絶対に入らない。
□自分は負けず嫌いだと思う。
□自分は感情の起伏や振り幅が大きいと思う。
□自分の思い通りにならないと、イラッとする。

5つ以上当てはまったなら、「タイプA」という性格傾向が強いようです。

タイプAというのは、上昇志向が強く、人と競い合うことに喜びを感じ、時間に追われていないと落ち着かない人です。

このタイプは、ゴルフやテニスのように勝ち負けがはっきり出るスポーツを気晴らしにやりたがりますが、個人で戦うスポーツは、本当は好ましくありません。なぜなら、負けたときにカッとなりやすく、逆にストレスを増やしてしまうからです。

そこで、**個人の責任を曖昧にできる野球やバレーボールのような団体スポーツ**

で汗を流すほうがいいでしょう。スポーツ以外なら、ゲームセンターへ行くのも効果があります。音楽に合わせてステップを踏むダンスゲームやパンチングゲーム、モグラ叩きゲームなどをやればスッキリするはずです。

チェックが４つ以下だった人は、それほど闘争心が強くないタイプです。タイプAの人には向かない、のんびりできる旅行やマッサージ、クラシックコンサートへ行く、公園やコーヒーショップなどで読書をするなど、静かに一人で楽しむ気晴らしがおすすめです。また、スポーツでストレスを発散したい場合も、**ジョギングやウエイトトレーニングのように勝ち負けのない種目**を選びましょう。

スポーツといえるかどうかわかりませんが、ヨガもいいでしょう。ヨガには自律神経の働きを整える効果があり、ゆったりとした気持ちでストレス発散ができます。

クサクサする。それは〝休息をとれ〟のサイン

スマートフォンいじりに興じると、「休んでも休んだ気がしない」

スマートフォン（以下スマホ）の元祖ともいえる iPhone が発売されたのは、2007年1月でした。いまから16年前のことになります。そして、現在は、子どもからシニアまで幅広い世代が手にしています。

最近のスマホはインターネットの閲覧やメッセージのやりとりだけではなく、いろいろな料金の支払いや税金の申告にまで使える万能機器になっています。

もはや生活必需品のひとつともいえますから、当然、利用時間も伸びる一方で、一日に10時間以上利用する人もいるというのですから驚かされます。

もちろん私も、仕事でもプライベートでも使いますが、就寝前にはあえて使わないようにしています。

なぜ就寝前にスマホを使わないかというと、**質の高い睡眠を得られなくなるか**

らです。その原因については、「スマホ画面の明るさで脳が覚醒するため」「ブルーライトによるもの」「大量の情報が脳に流れ込むから」など、いろいろな説がありますが、「スマホでメールを一件チェックしただけで、エスプレッソコーヒーを2杯飲んだのと同じ覚醒作用が脳に及ぶ」という指摘もあるのですから、とにかくスマホの影響は甚大です。

私たちは四六時中ストレスにさらされていて、就寝前の脳は疲れ切っています。脳の疲れはストレス耐性を弱めますから、脳の疲れをしっかりとらないままで翌日を迎えると、**ますますストレス耐性が低くなり、些細なことでもストレッサーになりかねません**。

脳の疲れをとることができるのは、質の高い睡眠だけです。脳が眠る準備をはじめるとされている就寝の2時間前——たとえば、夜中の12時に就寝する習慣があるなら10時以降はスマホの画面を見ないようにしましょう。

また、スマホを見ないこと以外にも、質の高い睡眠を得るためのコツが6つほどあるため、それを紹介しておきましょう。

①スリープ・コンフォート・ゾーン（安眠領域）にする

日本睡眠科学研究所によると、質の高い睡眠を実現する「スリープ・コンフォート・ゾーン（安眠領域）」は、ふとんの中の温度が体温より少し低めの33度前後だそうです。この環境をつくり出すためには、室温を夏は25〜26度、冬なら22〜23度、湿度は50〜60％に保つのがいいでしょう。

②部屋を真っ暗にしない

真っ暗な部屋で眠っている人の脳波を計測したことがあるのですが、意外にも安眠できていないとわかりました。それに対し、常夜灯をつけて寝ている人の脳波は、よく眠れていることをあらわしていました。このことから、薄暗い明かりをつけて寝たほうが、質の高い睡眠を得られるといえます。

③防音にこだわりすぎない

明るさと同様に、完全な静寂では質の高い睡眠は得られません。完全な静寂は、かえって脳の緊張を促してしまいます。一般的に、入眠時に最も適しているのは40デシベル程度。図書館内や静かな住宅街の昼間程度の音が聞こえる環境です。

④入眠儀式を行う

寝る前には必ずトイレへ行く、枕をポンポンと叩いてからベッドに入る、必ず横を向いて寝るなど、寝る直前に行う行動が「入眠儀式」です。私の経験からいうと、ちょっとしたストレスで眠れなくなってしまう人は、入眠儀式をもっていないことが多いようです。そこで、ストレスが眠りに影響を与えると感じている人は、意識的になにか自分なりの入眠儀式をつくるといいでしょう。

⑤眠れないときは抱き枕を使う

抱き枕は、長い筒状の枕で、最近、これを使う人が多くなっているそうです。抱き枕を抱いて眠る姿勢は「シムスの体位」と呼ばれ、胎児が母胎にいるときの姿勢によく似ていて、精神が最もリラックスできる姿勢とされています。つまり、大きなストレスにさらされて眠れないときに抱き枕を使えば、リラックス効果で、ストレスを解消できるわけです。

⑥丹田《たんでん》を人肌で温める

「眠りたくても足が冷たくて眠れない」という人がよくいます。こんな悩みがあるなら、へその下約5センチのところを手で温めてみてください。ここは「丹田」という重要な部位で、温めると全身の血流がよくなるところです。ただし、カイロなどを使うと低温やけどをする危険もあるため、自分の手かパートナーの手で温めるようにしてください。

最近、心の底から深く休息したことがありますか？

第7章

気にしなくていい

そんなにあせらなくても、大丈夫！

起きることは起き、起きないことは起きない

「老婆心」という言葉があります。もともとは仏教の用語で「度を越してあれこれ気を遣ったり心配すること」という意味です。日本人は真面目すぎるところがあって、老婆心ではありませんが、とくに心配が過ぎるのではないかと思っています。

最近は各地で、地震や台風など前例のない自然災害に襲われることがあり、「次は自分が住んでいる地域が大災害に見舞われるのではないか」と心配する気持ちもわかります。また、「年金が危ない」などとマスコミに不安を煽られるため、「将来が心配でしかたがない」という人も少なくないようです。

しかし、日本は世界で最も災害対策が進んでいる国ですし、年金制度もしっかりしています。さらに、生命保険や損害保険の加入率も世界トップクラスですか

ら、自分自身でできるかぎりの対策――たとえば、家の耐震補強をしたり防災用品を揃える、個人年金に加入するなどの対策をとっていれば、**それ以上心配しても、どうにもならない**のではないでしょうか。

「楽観的すぎる」と叱られるかもしれませんが、それは**「楽観的」と「楽天的」を混同しています**。楽観的とは「未来の出来事は必ず解決できると信じて行動すること」で、楽天的とは「根拠なく、なんとかなるだろうと考えること」です。

できるかぎりの行動（対策）をとっているなら、もっと楽観的になっていいので

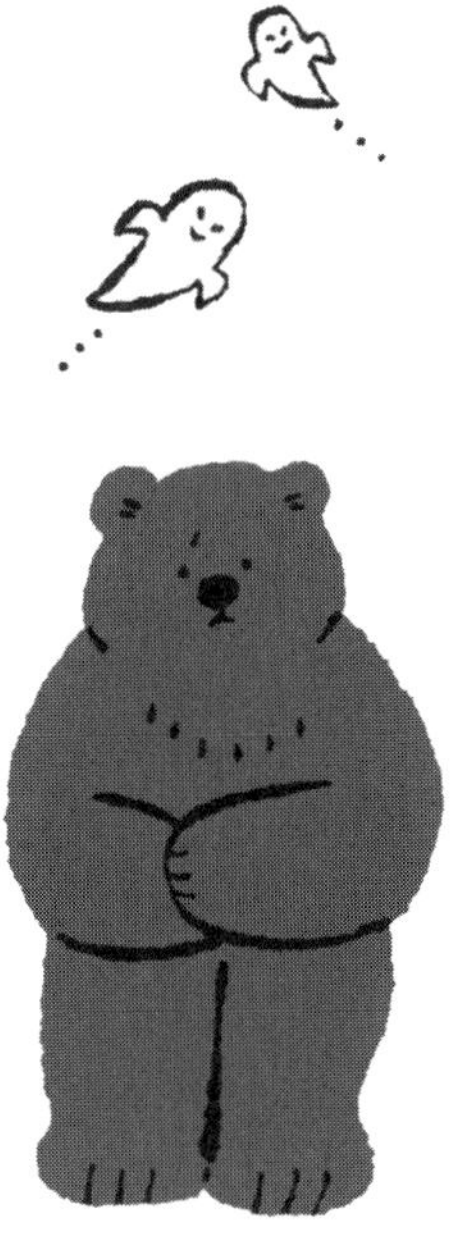

はないでしょうか。

だいたい、**「心配していることが現実に起きることはほとんどない」**という研究結果もあります。アメリカ認知療法研究所所長のロバート・リーヒ博士の研究では、アメリカ人の38％が毎日のようになにかの心配をしているが、実際には心配事の85％は起こらず、なにか起きた場合でも、そのうちの79％は自分で解決できるような些細な問題だとわかったそうです。

ということは、「悪いことは起きない」または「予想よりも些細なことしか起きない」ことになります。「心配事はまず起きない」と頭に刻み込んでもいいのではないでしょうか。

それでも心配が尽きないという人には、次の2つの調査結果を見てもらいたいと思います。

アメリカのある修道院に残されていた180人の修道女の日記を調べたところ、**悲観的なことを書いていた修道女は、楽観的な修道女よりも10歳ほど寿命が短かった**そうです。

また、ボストン大学のレウィナ・リー准教授が7万人以上の人を長期間にわたって調べてみると、**楽観的な人は悲観的な人よりも寿命が11～15％長く、85歳以上まで生きられる可能性も50～70％高い**とわかりました。

まさに、心配すればするほどストレスが大きくなるという証拠ではありませんか。「石橋を叩いて渡る」慎重さは必要ですが、「過ぎたるはなお及ばざるがごとし」ともいいます。ほとんど起きないようなことを心配ばかりしていると、ストレスがモンスター化して寿命まで縮むことになってしまいます。

不安は雪だるま式に大きくなっていく

掃除をすると、ハマっていたパターンが出にくくなる

前に、「悲観的な考えにとらわれると寿命まで短くなる」と紹介しました。しかし、そう言われても「不景気で給料がもらえなかったらどうしよう」「病気にかかったら家族に迷惑をかける」「そのうち恋人に嫌われるかもしれない」「リストラされたらローンが支払えなくなってしまう」などなど、悲観的に考えがちな人は少なくないと思います。

「悲観的に考えがち」というのは、**その人の性格に根ざしたものではなく、本当のところ、誰でもが持ち合わせている考え方**です。というのも、私たちの脳自体が、とても悲観的な考え方をするからです。

過去を振り返ると、「あのとき、ああしていればうまくいったのに」「あんなことをしなければよかった」と、さまざまな後悔が湧きあがってきたりしませんか。

このように、後悔したくなるようなネタ（過去のイベント）を探したがる……それが脳の性格です。

また、将来のことを考えて心配事や不安ばかり想起するのも、**脳の仕業**です。

この悲観的な脳の特性におぼれてしまわないためには、脳を好き勝手にさせず、自分の意思でコントロールしなければなりません。

「脳を自分の意思でコントロールする」などと聞くと、ひどく難しいように思うかもしれませんが、とても簡単な方法で実践できます。

実は、脳には「悲観的に考えがち」という欠点だけではなく、**「ひとつのことにしか集中できない」という欠点もあります**。

たとえば、仕事や好きな趣味に没頭していると、知らぬ間に何時間も経っていることがありますね。これは、脳が仕事や趣味に集中していて、時間を認識できなくなった証拠です。

とくに脳が弱いのが、手を使う作業です。手芸をしたり、窓を磨いたり、アイロンがけをするなど、**なにか手を使う作業をしていると、脳はほかのことを考え**

づらくなります。つまり、悲観的な考え方が停止して、負のスパイラルに落ち込むことをストップできます。

私がおすすめしたいのは、掃除です。目の前にある汚れを取ったり、ほこり掃除に集中していれば、悲観的な気持ちを忘れられるだけではなく、**「きれいにできた」ことでプラスの感情も湧きあがってきます**。

ちなみに、私も悲観的な考えにとらわれそうになると、机の上の掃除をはじめます。すると、掃除が終わるころには「よし、がんばろう!」というポジティブな気持ちになれるのです。ぜひ試してください。

掃除が、そのまま、心を磨くことになる

ボーッとする瞑想で、「幻を脳内生産している」ことに気づく

「掃除をするとポジティブな気持ちになれる」のは事実です。日常的に浮かんでくる悲観的な考え方なら、これで十分に対応できるのですが、とても大きな不安や悲しみに襲われたときに湧きあがる悲観的な気持ちは強力で、脳を暴走させ、ネガティブな感情にすべてを支配されてしまいます。こんな場合は、掃除くらいでは止めることはできません。

あまりよい例ではないのですが、たとえば大切な人やペットを失ってしまった場合、心がぼろぼろになり、なにをするのもおっくうで、つらく感じられるでしょう。これは、きわめて大きなストレスに直面したことに対する心身の反応です。

しかし、そのまま脳の暴走を許していると、ストレスは増す一方で、心が完全にこじれてしまいます。

悲しみや不安は、脳がつくり出している幻影です。そのことに気づき、脳の暴走を止めるためには、**客観的な視点をもつ**ことが有効です。

「なぜ、こんなに悲しいのだろう」「なぜ、こんなに不安なのだろう」と考え込むのではなく、「ああ、また脳が悲しみ（不安）という幻を見せているぞ」と、客観的に眺めるようにするのです。

この客観的な視点を得るために効果的なのが瞑想です。瞑想法にはたくさんの種類がありますが、ここでは最も基本的な瞑想法を紹介しておきます。

①体から無駄な力を抜き、背筋を伸ばしてイスなどに腰かけます。
②手は自分のやりやすいかたちにします。膝の上に乗せても、組んでもいいでしょう。
③この状態で一度、肩をギューーッと上げてストンと落とします。
④姿勢が整ったら目を閉じ、なにも考えずにリラックスしてみましょう。
⑤ただひたすら、吸って吐く息に集中します。息を吸うときには鼻から、吐くと

きには口から細く吐き出します。

⑥雑念が浮かんできても、追いかけないようにしましょう。

「追いかけない」というのは、どこかからテレビの音が聞こえてきても、「ああ、消してくればよかった」とか「誰がテレビをつけたんだろう」などと連想しないということです。

また「無心になろう」と考えすぎると、かえって雑念が浮かんできてしまうので、**呼吸だけに意識する**のがいいでしょう。

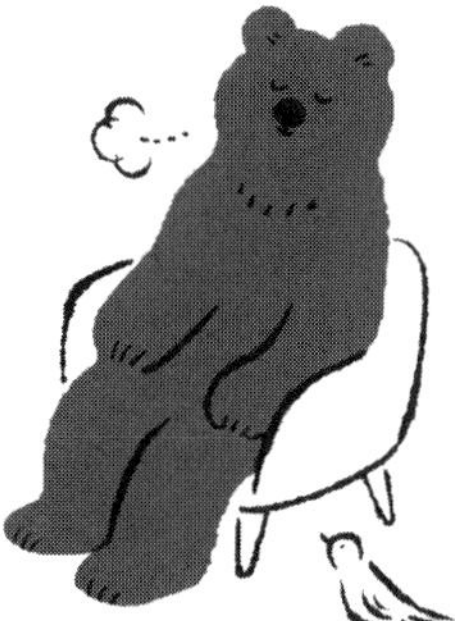

こうして心がリラックスしたと感じたら、**青空に雲が浮かんでいる光景をイメージし、その雲が「悲しみ」や「不安」と考えましょう。**雲というのは時間とともにかたちを変え、流れ消え去るものですから、やがて「悲しみ」や「不安」も原型をとどめずに消えていきます。

こうして瞑想を終えるころには、気持ちがスッキリして、悲しみや不安が脳のつくり出した幻影にすぎないと理解しやすくなっているでしょう。

ものごとを雑に見ている脳をリセットしよう

心の中で「自分が必要としている言葉」を唱える

私は、心のケアを専門とするクリニックを開いています。このクリニック内で、定期的に病気の方とスタッフを集めてグループワークを行っているのですが、そこでは、**「慈悲の瞑想」**を実施しています。

慈悲とはもともと仏教用語で、「仏様や菩薩様がこの世に生きているものすべてを哀れみ、苦しみを除いて楽を与えようとする心」のこと。仏教の根底に流れる考え方でもあります。

私がクリニックで行っているのは、日本テーラワーダ仏教協会「上座仏教修道会」が考案した「慈悲の瞑想」を、一部変えて簡略化したものですが、とても評判がよかったので、ここではさらに、ストレスに悩まされている人向けに内容を少し変えて紹介してみます。

①イスに腰かけます。

②腹式呼吸をして、体から無駄な力を抜いてリラックスします。

③ゆっくり息を吸い、息を吐きながら「私が幸せになりますように」と心の中で念じます。これを3回繰り返して1セットです。ちなみに、このとき、言葉が口から漏れてしまっても気にしないでください。

④念じる言葉を次のように変え、③の手順で心の中で念じます。

⑤「私のストレスがなくなりますように」を1セット。

⑥「○○さんのストレスがなくなりますように」を1セット。○○には、ストレスで苦しんでいる知人や家族の名前を入れましょう。

⑦「ストレスを感じている人が全員ラクになりますように」を1セット。

⑧「生きとし生けるものすべてが幸せになりますように」を1セット。

この慈悲の瞑想を説明すると、必ず、「自分の幸せを真っ先に願っていいのだろうか」という疑問を抱く人がいます。おそらく、自分の幸せを優先するのは、身勝手で自己中心的ではないかと感じるためだと思います。

しかし、自分が幸せでなければ、他人や、生きとし生けるものすべての幸せなど願う余裕など生まれませんね。ストレスだって同じだと思います。だから、**まずは自分が幸せになったり、ストレスがなくなることが大切**なのです。そう信じて心の底から願ってみてください。

この慈悲の瞑想をやり終えると、自然に誰もがやさしい表情になります。これは気のせいなどではなく、慈悲の瞑想によって互いを思いやる気持ちや、誰かを大切に思う気持ちが強くなり、「幸せホルモン」という別名をもつ**オキシトシンという物質が脳内に放出される**ために起きるのです。

オキシトシンにはストレスを緩和したり不安を解消してくれるほか、免疫力を向上させる働きがあるのもわかっていますから、すでにストレスで心身に症状があらわれているという人にも、ぜひ試してみてもらいたいと思います。

いちばんしっくりくる言葉を考えてみよう

心を汚す言葉が出たときには、「〜と思ったりして」と付け加える

日本には古くから「言霊《ことだま》」という考え方があります。言葉には不思議な力が宿っていて、悪い言葉を口にすると悪いことが起こり、いい言葉を口にするといいことが起こるという考え方です。「そんなことありえない」「単なる迷信さ」と思う人も多いと思います。しかし、これは心理学的に見ても正しいことで、「**自己成就予言**」という現象で証明できます。

自己成就予言とは、自らなにかを強く思い込むと、その後の行動に影響が及び、思いが実現する可能性が高くなる現象です。たとえば、完治が難しい病気と診断されても、長生きする人や、中には回復してしまう人もいます。

このような〝奇跡〟が起きるのは、本人が「必ず治る」「死んでたまるか！」などと強く念じている場合が多いのですが、ただ念じているだけではなく、食生

活の改善や治療に専念するなど、**無意識のうちに治るための行動をとっています**。

その結果、奇跡が起きるのです。

反対に、なにも努力せずにあきらめてしまう人は、病気に勝てないことが多いようです。

劣等感の強い人は「どうせ」「私なんて」などの「否定的な言葉をよく使う」ということも話しましたが、これも言霊の影響です。つまり、このようなネガティブな言葉を使っているから自分の行動に変化が及び、劣等感が強くなっていくという流れです。

「**クエイムズ**」という精神療法があります。フランスの精神療法学者エミール・クエが考案したものですが、**マイナスの言葉を排除するだけで大きな効果が出る**という暗示療法です。たとえば、関節の痛みを訴える患者に「痛みは消える、消える、消える」と繰り返し聞かせると、長い間苦しめられてきた痛みが消えてしまうというのです。信じられないかもしれませんが、こうしてクエは、多くの患者を痛みから救っています。

ところで、あなたは「疲れた」がログセになっていませんか。そう言って発散しているつもりかもしれませんが、クエイムズ的に考えると、その逆の結果になります。つまり、**実際には疲れていなくても疲れてしまうのです**。こうして疲れ切ってしまったら、なにをやってもうまくいかず、マイナスの感情も抱きやすくなるでしょう。

「否定的な言葉を使わないように」と話しましたが、すでに日常的なログセになっている人もいて、いきなり「絶対に使わない」というのは難しいと思います。

そこで、ネガティブな言葉を使ってしまったと気づいたら、**「〜と思ったりして」「〜なんてね」**と付け加えてみてください。すると、あまり無理なく、ネガティブな言葉を否定できるようになるはずです。

「考えないようにしよう」としても、それは無理というもの

想定外のことが起きても、まともに受けとめない

草薙龍　瞬《くさなぎりゅうしゅん》さんという僧侶がいます。その経歴はかなり異色で、中学校を中退して16歳で家出。各地を放浪した後、大検（大学入学資格検定）に合格し、東京大学法学部に進学。卒業後は、政策シンクタンクなどで働いていましたが、37歳で出家。ミャンマーの仏教大学に学び、現在はどこの宗派・伝統にも属さない独立出家僧として活動されています。

この草薙さんが『反応しない練習』（KADOKAWA）という本を書いておられるのですが、ここには、精神科医の私でさえハッとさせられる、心のいたわり方が書いてあります。中でも注目したいのが、この一節です。

「人が悩んでしまう理由のひとつは、『判断しすぎる心』にあります。『判断』とは、この仕事に意味があるとかないとか、人生は生きている値打ちが

あるとかないとか、彼と自分を比較すれば、どちらが優れている、劣っているといった『決めつけ』『思い込み』のことです」

仕事がら、私はモンスター化したストレスを抱える人と毎日のように接しています。そんな日々を続けるうちに、その人たちがよく口にする言葉に気づきました。それは、「このストレスに、どう立ち向かえばいいのでしょうか」「ストレスに、押しつぶされそうです」。つまり、ストレスに過剰反応していることをうかがわせる言葉なのです。

ところが、**ストレスやストレッサーのことを考えたり、勝手に決めつけるほど、実は、どんどんストレスは増えていきます**。

それは、苦手な会議や打ち合わせが控えているときや、どうも好きになれない隣人と顔を合わせなければならないケースを考えればわかるでしょう。

「会議でうまく発言できるだろうか」「ライバルに先を越されないだろうか」「またあの人に挨拶しなければ」「あの人さえいなければ……」などと考えれば考えるほど、気が重くなるものですね。

私の家のまわりには、たくさんの電柱が立っています。目障りといえば目障りですが、そのことにイライラしたことはありません。おそらく、みなさんもそうだと思います。それは、電柱のことを考えたり、「あれさえなければ幸せなのに」という判断をせずに暮らしているからです。

だから、「ストレスに立ち向かう」とか「ストレスに押しつぶされる」などと、ストレスのことを過剰に考えないと同時に、**「ストレス＝悪」と決めつけない**ことが、心をこじらせない秘訣だと思います。

でも、「考えない」とか「判断しない」というのは、実はとても難しいようです。坐禅では「無念無想」を求められますが、**「なにも考えないようにしよう」と考えれば考えるほど、雑念が浮かんでくる**ものです。私たちの心は天邪鬼な傾向があり、「考えない」とか「無念無想」と思うと、かえってさまざまな考えが浮かんできます。

そこで、ストレスに接したときに参考にしてほしいのが、沖縄に住む人たちがよく口にする「**テーゲー**」です。テーゲーは「大概」と書き、「適当」や「ノンビリしている」「細かいことを気にしない」などという意味で使われています。テレビ番組などで見ていると、沖縄の人たちの「テーゲー」ぶりはかなりなもののようです。**「待ち合わせ時間になってから出かける準備をしはじめるのが普通さ」「会議だって1時間以上遅れてはじまることも」「路線バスなんて、時刻表通り来ないさ」**というのですから驚きます。

県外の人ならあっという間にストレスがモンスター化してしまうかもしれません。でも、沖縄県人にストレスが少ない秘密は「テーゲー」にあるのではないでしょうか。

ストレスをいちいち受けとめず、もっと「テーゲー」に反応できれば、ずいぶんラクになると思います。

ちょっとの差なんて、どうでもいいではありませんか

「しかたのないこと」に心を注いではいけません

「この世で確かなもの、それは死と税だけだ」

これは、アメリカ建国の父のひとりであるベンジャミン・フランクリンの言葉です。ずいぶんと皮肉が利いていますが、残念ながら事実ですし、自分ではどうすることもできない――たとえば悪魔と取引をするとか、法を犯すかしないかぎりは自分で思い通りにできることではありません。

そういえば、ひょうひょうとした生き方をしたことで知られる江戸時代の僧侶・良寛は「死ぬ時節には死ぬがよく候」という手紙を、大地震の被害にあった越後（新潟）の友人に送ったことがあるそうです。

心やさしいお坊さんという印象のある良寛さんにしては、ずいぶんと冷たい言葉だと思った人もいるでしょうが、おそらく彼は「死期が近づいたときには、ジタバタしたところでどうすることもできない。だから、**素直に運命を受け入れたほうが安らかに逝ける。人にはそれしかできないのだから**」と伝えたかったのだと思います。

「死」という大きなものでなくても、自分ではどうしようもないことは、世の中にいろいろありますね。大切な人を失ったりした場合もそうでしょう。

大切な人との別れは、受けるストレスも甚大です。このような大きなストレスで心をこじらせないためにはどうすればいいのでしょうか。

ほとんどの人は「忘れよう」「考えないようにしよう」とします。しかし、それはかえって逆効果となり、ストレスを増やすことになります。なぜなら、**あることを考えないようにすればするほど、かえってそれが頭から離れなくなる**傾向があるのです。

これは、アメリカの心理学者ダニエル・ウェグナーが発見した心理現象で「**皮肉過程理論**」と呼ばれます。彼が実験で、シロクマに関するドキュメンタリー映画を見た人たちに、「今後、シロクマのことは絶対に考えないでください」と指

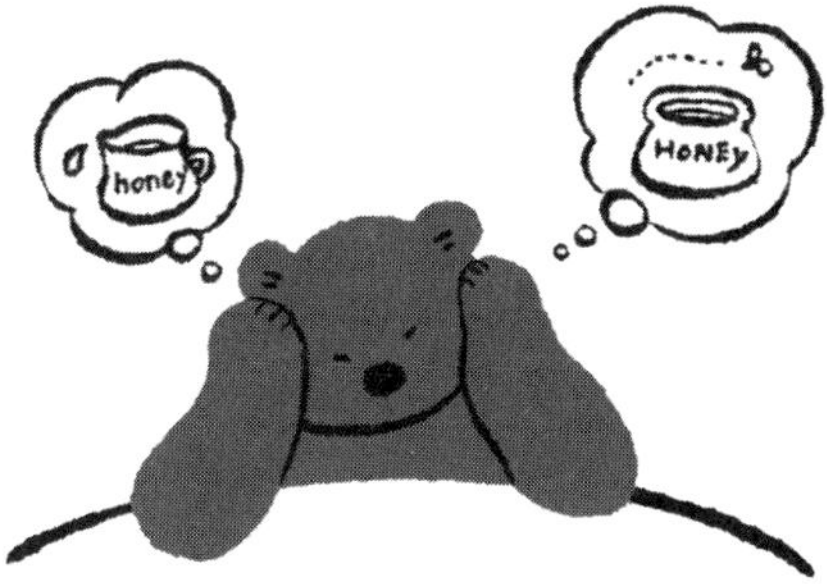

示したところ、そう指示しなかった人たちよりもシロクマの記憶が鮮明に残ることがわかった、という〝皮肉な〟結果があります。

では、大切な人を失ったときのように、自分ではどうすることもできないことが起きた場合、どうすればストレスを減らせるのでしょうか。意外かもしれませんが、正解は、**これまでとまったく同じような生活を続ける**ことです。

たとえば、外食をする際に、「ここは彼が好きだった店だから、別なところへ行こう」とか、「彼女はクラシックが趣味だったから、しばらく聴くのはやめよう」などという気遣いをしないことです。こんなことをすると、かえって記憶がよみがえり、ストレスになります。

感情も記憶も、自然な対応を心がけていれば、時間とともに薄れていくものです。だからこそ、なにごともなかったようにいままでと同じ生活を続けることが、ストレス解消への近道になるのです。

自分ではどうすることもできないこと——たとえば、可愛がっていた猫が死んでしまったことがストレスになっているとします。こんなときも、「思い出してしまうから、動物病院の前を通るのはやめよう」「猫が出てくるテレビ番組は見ない」などと考えないでください。

「人生に抗わず」に、これまで通りに生活していくことが、いま以上にストレスを大きくしない秘訣なのです。

悲しむときはしっかりと悲しむ

第8章

うまくできなくてもいい

合格点のハードルを
グンと下げてみよう

とにかく、まず、具体的に動く。そうすればなにかが始まる

ある編集者と話をしていたとき、「長野の温泉に、行きたい旅館があったんですけど、最近、閉館しちゃったんですよ」と、残念そうに言いました。友人3人と「そのうち行きたい」と前々から話していたらしいのですが、なかなか実現しないうちに閉館してしまったとか。「だから、早く行ってみようって言ったのに」と、みんなで悔しがったとか。

たしかに、「そのうちと幽霊は出たためしがない」って言いますね。**「そのうち……」と言っている間に、実現できなくなってしまう**のです。

あなたにも「そのうち」と先延ばしにしたまま手をつけていないことがあるのではないでしょうか。

このように先延ばしにしてしまうのは、短期的に感じるストレス（友人と日程

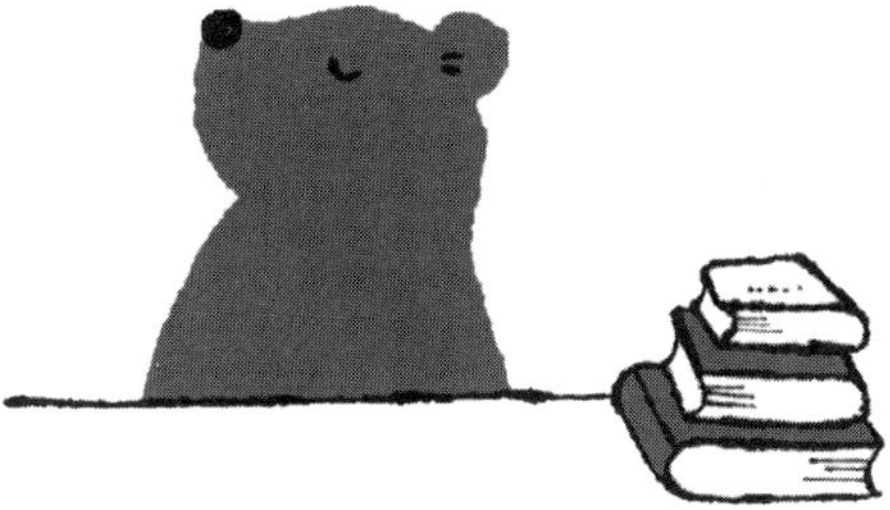

を調整し、旅館を予約しなければいけないなど）を軽くしたいという考えが強いことをあらわしています。しかし、「やらなければいけないことを先延ばしにしている」という考えが常につきまとうため、**長期的に見ると、先延ばしは、さらに強いストレスの原因になります。**子どものころの夏休みの宿題や、レポートを提出しなければならない学生時代の状況を思い浮かべると、誰もが「そうだ」と思うのではないでしょうか。

面白いことに、世界中の成人の20～25%――つまり、4～5人に1人が「なんでも先延ばしにしてしまうクセがある」

とか。「そんなにたくさんの人がやっているなら安心」と思うのは尚早です。先延ばしグセのある人は長期的なストレスによって強い不安感を抱えやすくなるためです。さらに、ストレス耐性が弱くなり、体のどこかに悪い影響が出やすいともいわれています。

では、先延ばしグセを直すためには、どうすればいいと思いますか。それには次のような対策がありますので、試してみてください。

①なんでもいいからいますぐはじめる

「いま、〇〇する」というのは、先延ばしグセを直す特効薬です。「そのうち会おう」と前から話している人がいたら、いますぐその人に連絡をして約束しましょう。先延ばしにしている企画書やレポートがあったら、タイトルやざっくりとした内容だけでもいいので、いますぐ書きはじめること。いったんはじめてしまえば、思っていたほどストレスフルな作業ではなかったとわかり、ラクに作業を続けられるはずです。

②やらなければならないことを細分化する

先延ばしグセは、短期的に感じるストレスが原因ですが、やらなければならないことを細分化すれば、ストレスを軽くできます。大きな企画やイベントを任されたときなどは、「計画」「準備」「人員確保」「予算計上」「会場確保」のように、作業を細かく分けてみてはどうでしょうか。

③自分を怠け者だと決めつけない

先延ばしグセはストレスからくるもので、怠け者の証拠ではありません。「自分は怠け者だ」と決めつけると、それを言い訳にしてますます先延ばしにしてしまうため、そう考えないことです。

「行動」してしまえば、なんのことはない

考えをめぐらせればめぐらせるほど、一歩も進めなくなる

「武士道と云ふは死ぬ事と見付けたり」という名言で知られる『葉隠《はがくれ》』という江戸時代の書があります。これは佐賀鍋島藩士の山本常朝《じょうちょう》が、武士としての心得を述べた書です。この中に、次のような記述があります。

「**長々と考えていると、よい考えも腐ってしまう**。だらだらと手間取っていると、十のうち七つはうまくいかない。すべて手っ取り早くしなければならない。七つ息をする間に考えはまとまるものだ」

とても厳しい言葉ですが、しかし、これは現代にもつながる名言だと思います。

「熟考」という言葉があります。「十分に思いをめぐらし、よく考える」という意味です。たしかに、よく考えることは大切です。しかし、**人生においては熟考できる時間がないケースのほうが多い**のではないでしょうか。

たとえば、面接でなにか聞かれたときに熟考していたらタイムアウトになりますし、会議で意見を聞かれたときに考えるだけで答えられなかったら無能扱いされてしまうかもしれません。この結果で得られるのは大きなストレスだけです。

そこで、余計なストレスを背負い込まないために、常に7つ息をする間——おおよそ1分程度でしょうか、その時間内に自分の考え方や気持ちをまとめるトレーニングをしておくといいのです。

でも、「即断・即決が苦手で、いつも迷ってしまう」という人も多いと思います。そんな人は、**「プレモータム・シンキング」**を応用した考え方をするといいでしょう。

プレモータム・シンキングはもともと医療用語で、直訳すると「死亡前死因分析」というちょっと恐ろしげな言葉です。しかし、ネガティブな言葉ではなく、「患者さんが亡くならないよう、あらかじめ体の状態を確認して適切な対処をする」という意味です。

死が迫っている患者さんへの対応ですから時間はありませんし、失敗も許されません。この極限状態での分析法が、近年になり、迷いを払拭するために用いられるようになってきました。

まず、考え方をA、B、Cのように、いくつかに分別します。プレモータム・シンキングでは、**それぞれの案で起きる失敗をイメージする**ことからスタートします。かなりネガティブな考え方だと思うかもしれませんが、これは**「失敗のリスクが少ない案を見つける」という、きわめてポジティブな考え方**なのです。こうして、失敗のリスクが少ない考えを素早く選ぶクセをつけていきます。

ちなみに、人間というのは二者択一や三者択一のように、具体的な提案からひとつを選ぶのが得意なため、そう難しくはないでしょう。的確に即断・即決ができるようになれば、人生でのストレスはずいぶんと減らせるはずです。

人生はやってみなければわからないことの連続

「やらなくていいこと」を決めてしまえば、迷わない

身の回りにある不要なモノを処分すると同時に、モノにとらわれずに生きていこうとする考え方が「断捨離《だんしゃり》」ですね。もともとはヨガの行法である「断行《だんぎょう》」「捨行《しゃぎょう》」「離行《りぎょう》」に由来する言葉で、それを片づけに応用し、「所有は欲であり、欲は人の心を濁らせて乱し惑わすものの根源だから捨てなさい」というわけです。私も身近なモノの断捨離は、年に一回くらいはやっています。

これはモノだけにいえることではありません。毎日の作業や人づき合い、もっとニッチなことでいえば、毎年の年賀状のやりとりにも断捨離はおすすめです。

最近、ビジネスの世界では「**リソースの集中**」という言葉がさかんに使われるようになっています。「限られた資源を本当に必要なところに集中投下する」という意味で、これができなければ会社の存続も危ういといわれています。

そして、断捨離は、この「リソースの集中」と同じ好ましい結果をもたらしてくれます。

おすすめの断捨離は、付箋の用意からはじめます。仮に日常の作業を断捨離したいなら、毎日やっていること——たとえば「スマホでゲームをする」「タバコを吸う」「掃除をする」「テレビを観る」「ＹｏｕＴｕｂｅを見る」「メールをチェックする」など、**どんな些細なことでも付箋に書き出していきます**。慣れないうちは20〜30個くらい出せればいいでしょう。

つき合いや年賀状の断捨離をしたい場合は、相手の名前を書き出していきます。その段階で「この人はカット」と判断できる人もいると思います。ちなみにこれは、付箋に書き出すことによって、気持ちが整理されているということです。

そして、**どんな基準で断捨離をするか、考えます**。取捨選択をするには、必ずどこかに線を引かなければなりませんね。日常の作業なら、「仕事のためになるか」とか「体に悪くないか」「誰かに頼めないのか」「本当に必要なのか」などについて書き出して、本当に必要なものと不要なものに分けていきます。

「これはやる」「これはやらない」と決めるわけです。

つき合いや年賀状の断捨離をする場合は、「仕事のためになるか」「本当に必要なつき合いか」などのほか、「半年以上音信がない」「年賀状に私信が書かれていない」などが基準になるでしょうか。そして、この線に届かない人はカットしていきます。

こうして、また、残ったモノや人に優先順位をつけていきましょう。このときも線引きに使った基準を使います。すると、**本当にやるべきことや大切にしなければならない人間関係がはっきり見えてくる**はずです。

限られたリソース（時間や能力、お金など）をそこに集中できれば、ストレスもずいぶんと減るのではないでしょうか。

遠のく縁はそのままにしておけばいい

「自分ならできる」「無理すればできる」に「待て」をかける

ちょっと前に、『逃げるは恥だが役に立つ』というドラマが人気になりました。もともとは少女向け漫画雑誌に掲載されていた作品でしたが、実はこのタイトルはハンガリーのことわざだったそうです。

調べたところ、ハンガリーでは「普通に考えると、問題としっかり向き合わずに逃げるのは恥ずかしいことだが、**ときにはそれが最善の解決策になることがある**」という意味で使われるとか。

これに似ている言葉に「名誉ある撤退」があります。アメリカの政治家リチャード・ニクソンが大統領選に出馬した際、当時すでに泥沼化していたベトナム戦争を終わらせるために使ったスローガンでした。「本来、撤退は不名誉なことだが、国益や米兵の命を守るためにとるべき道はこれしかない」というニュアンスで使われました。

ニクソンは大統領選で不利とされていましたが、このスローガンが功を奏したようで、見事に当選し、第37代アメリカ合衆国大統領となりました。つまり、ニクソンが大統領になれたのも「逃げることが役に立った」といえるかもしれません。

私たちの人生でも「もう一踏ん張りがんばるべきか、撤退すべきか」を考えなければならないシーンがあるでしょう。このときに判断を誤ると、ストレスがモンスター化して、うつ状態になったり、「根性のないヤツだ」というマイナス評価を受けて、これもまたストレスになってしまいます。こんな判断ミスをしないためにも、前に紹介した「線引き」がとても役立つのです。たとえば、「メリットとデメリットをカウントして比較する」という線引きも効果的です。

ここでは、付箋ではなく**A4程度のコピー用紙を用意し、中央に縦線を書き、左側上に「メリット」、右側上に「デメリット」と書きます**。

そして、悩んでいる問題から逃げたときを想像して、メリットとデメリットを書き出してみてください。

やたら仕事がキツすぎると感じている場合は、メリット欄に「(逃げると)ストレスから解放される」「休める」「お酒の量が減る」「仕事を減らしてもらえる可能性あり」などと書けるでしょうし、デメリット欄には「ボーナスが減るかも」「出世が遅れる」「上司の信頼を失う」などが並ぶはずです。

そして、それぞれに書き込んだ項目に**3点満点（単純にするため）で点数をつけていき、合計点を比べてみましょう**。

もし、「メリット」のほうの点数が大きければ、「名誉ある撤退」を前向きに検討すべきでしょうし、「デメリット」のほうが大きいなら、不眠や頭痛、うつ、円形脱毛症など、ストレスが原因の心身の異変がないかぎり、もう少しがんばってみればいいでしょう。

自分で自分を忙しくしない

「ズルズルと行けるところまで、やってみる」クセをやめる

私がクリニックを開いたとき、知人の経営コンサルタントが面白いアドバイスをくれました。

「開業する前から縁起でもないんですが、万が一、先生のクリニックの経営が厳しくなったとするじゃありませんか。そうなると人を削らざるを得なくなるわけですが、このとき、絶対に希望退職者を募ってはダメですからね。

なぜかというと、優秀な人、この人にはいてほしいという人が真っ先に退職を希望するんです。経営が思わしくなくなった会社で希望退職者を募ると、多くの場合、それまで以上に厳しい経営になってしまうんですよ」

クリニックの経営についてはビジネス初心者の私は、「からかわれているのかな」とも思いましたが、落ち着いてその言葉を思い返してみると、なるほど心理

学的にも的を射ていると感心してしまいました。なぜなら、優秀な人というのは希望退職にかぎらず、すべてに関して「見切り」をつけるのが上手だからです。

それは、**自身の中で常に線引きをしている**からで、自分が設けた基準に達しているかどうかを簡単に判断でき、「基準に達していない」とわかると、即座に見切ることができます。つまり、「見切る」タイミングを逃すことがありません。

しかし、普通の人では、そう簡単に見切れません。その理由については、アメリカの心理学者テオ・スーサイダス博士が「**ある目標に向かっているとき、人は途中でやめるより失敗するほうが受け入れやすい**」という、なんとも興味深い指摘をしています。

私たちはたとえ失敗しても「十分に努力した結果ならやむを得ないな」と考えがちです。逆に、途中でやめると、「意気地がないよ」「なぜ最後までやり遂げなかったのか」などと厳しく考えがちです。だから、「失敗するだろう」とわかっていても突き進んでしまう人が多いのです。

しかし、失敗するとわかっていて努力を続けるのは、大きなストレスになりますし、時間もお金も無駄ですね。だから、こうしたストレスから逃れるには、あらかじめ線引きをして、**ダメだとわかったらさっさと手を引く**ことが大切だと思います。

線引きの基準は個人個人で考えるべきものですが、たとえば会社を辞めるラインとしては「会社の経営状態や将来性」とか「給料の伸び」「経営者や上司の人間性」「会社のブラック度」「現在よりも待遇のいい転職先」などがあるでしょうか。また、恋人と別れを考える基準なら、「一緒にいて楽しいと思えるか」「隠し事はないか」「人生の価値観は似ているか」「金銭的な問題はないか」などが挙げられると思います。

このように線引きをしておけば、「失敗」というバッドエンドまでズルズル引きずられずにすむはずです。

いっそのこと「やめてみる」のは、恥ずかしいことではない

大事なのは、結果よりも、自分自身の納得感

あなたが図書館でコピーを取ろうと並んでいるとき、別の人に、列に割り込ませてほしいと言われたとします。次のどの言い方なら受け入れられますか。

①「コピー機を使わせてください」
②「コピーを取りたいので、コピー機を使わせてください」
③「急いでいるので、コピー機を使わせてください」

実はこれは、ニューヨーク市立大学大学院センターで行われた心理実験です。コピー機を先に使わせてくれた人の割合は、**①が60％**、**②が93％**、**③が94％**だったそうです。

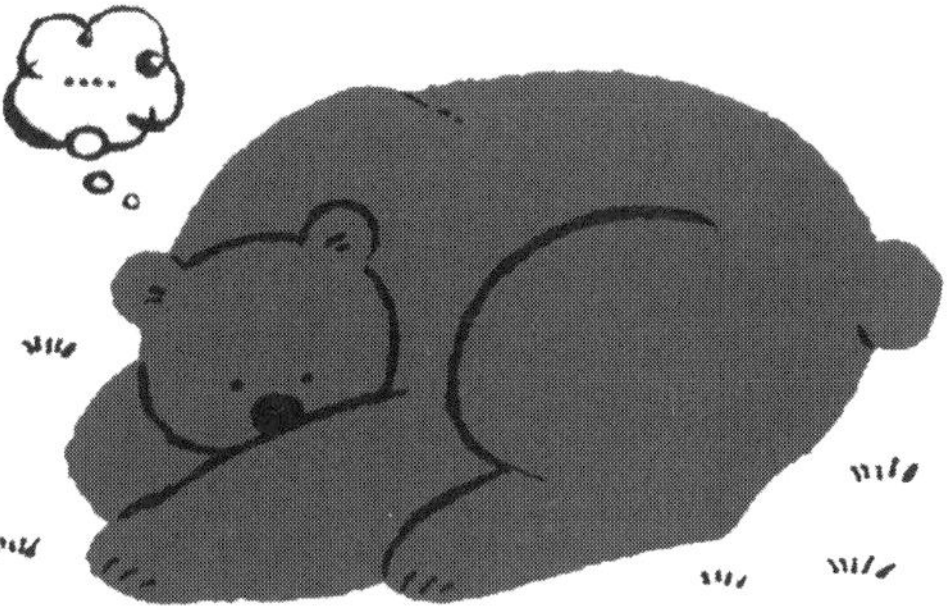

③のように明確な理由を述べた依頼が最も高い割合となったのはわかりますが、「コピーを取りたいので、コピー機を使わせてください」という、理由になっていないような言い方でも、ほぼ同じ割合の人が受け入れてくれたという点が、たいへん興味深いところですね。

「なんらかの理由があれば、人間は納得することができる。理由の内容はあまり関係がない」という分析があります。納得することが人間にとっていかに大切なのかがわかります。

これは自分自身にもいえること。自分が納得してはじめた仕事や判断なら、もし失敗に終わっても、あまり不満やストレスは感じません。とはいえ、常に自分の判断や行動に納得できるわけではありません。だからこそストレスが生まれるのですが、では、自分を納得させるためには、どうすればいいのでしょうか。

そのために応用してほしいのが「**アクティブ・ラーニング**」です。これは、従来のように教員が一方的に講義するのではなく、生徒にも積極的に授業に参加してもらうという教育法です。

最も初歩的なアクティブ・ラーニングの応用は、**「なぜ」「どうして」という問いかけ**です。

たとえば「会社に行きたくない」と思っていて、その理由を自分で納得できていない場合、「なぜ、会社に行きたくないのだろうか?」と問いかけてみます。

すると、「上司が苦手だから」という答えが出てきます。そこでさらに、**「なぜ、上司が苦手なのか?」と問います**。

「厳しくて、いつも怒られてばかりだから」

「なぜ、いつも怒ってばかりいるのか?」

「自分が上司の要求に十分に応えられないから」

「なぜ、上司の要求に十分に応えられないのだろう?」

「仕事が自分に合っていなくて」

「なぜ、現在の仕事が自分に合っていないのか?」

「もともと違う部署に配属されるように願っていたから」


このように問いかけを続けると、**「違う部署に配属されたい」という納得できる答えが浮かび上がってきます。**これこそ本来、自分が望んでいることですから、異動願いを出せばいい……となります。もし願いが叶わなかったとしても、納得して行動したわけで、後悔やストレスは感じないでしょう。

正解は一つではありません

「してはいけない」と思っていることを「してもいい」

「人間は間違いをしでかす動物である」……これは歴史上の人物の格言ではなく、私が日常的に感じていることです。

誤解しないでいただきたいのは、私は間違いやミスを揶揄《やゆ》するつもりはまったくありません。それどころか、**間違いは自分を伸ばすためにとても重要なこと**だと思っています。あのアルバート・アインシュタインも、「間違いを犯したことがない人は、なにも新しいことに挑戦したことがないということだ」と語っていますが、まさにその通りだと思います。

ところが、些細な間違いでも、ひどく気に病む人がたくさんいます。それは大きなストレスになり、脳に悪影響が及ぶことはすでに話した通りですし、精神的にも肉体的にも疲れてしまいます。だから、「**自分の犯した間違いを許す**」という気持ちをもってほしいと思っているのです。

「間違いを許すなんて、とんでもない！」と、驚いた人も多いでしょう。もちろん、人命に関わるような間違いを犯せば許せないのは当然です。しかし、些細な間違いは自分が考えているよりもマイナスにはなりませんし、逆にプラスになることさえあります。

小さな間違いであれば、**周囲は同情するだけではなく、好感さえもつ**という心理傾向があります。というのも、弱点を見せた人のほうが好感度が上がるからです。

周囲に自分の弱点を見せることを「**自己開示**」と呼びます。自己開示をすると、まわりの人は「そうか、私に心を開いてくれているんだな」と感じ、好感をもつわけです。

さらに、自己開示はあなたの心理負担さえも軽くしてくれます。長期間逃亡を続けていた指名手配犯が逮捕されると、必ずといっていいほど「本当にホッとした」「逃げるのに疲れた」と言ったなどと伝えられますが、これも、秘密という弱点を隠しながら生きていくことがいかにストレスフルかをあらわしています。だから、**なにかで間違ってしまったら、「自己開示のチャンスだ！」とポジティブに考えるべき**なのです。

また、間違いを犯したという事実を素直に受け入れると、ドーパミンの分泌が促されます。それにより脳が活性化して、以前よりも情報の吸収が早くなると同時に、適切な判断を下せるようになる（間違わなくなる）とも考えられています。

そしてもうひとつ、間違いを犯すことで、**よりよい人格と知識が形成される**とされています。よく「失敗は成功のもと」といわれますが、その言葉通り、間違いを犯したことは経験や学びにつながり、人生にとって大きなプラスに作用するのです。

禁止していることを自分で自分に許可してあげる

昨日より今日の自分が成長できていればすばらしい

人生に失敗や挫折はつきものです――と、いきなりネガティブな話ですが、残念ながら、これは現実です。たとえば、学生時代に第一志望校に入れなかったとか、がんばっていた部活で成果を出せなかった。また、勇気を振り絞って告白したところ、「ごめんなさい」の一言でフラれてしまったというケースもあるでしょう。

社会に出てからも、ほとんどの人は失敗や挫折を味わい続けます。少なくとも私は**「生まれてからすべてが順風満帆で、失敗や挫折なんて一度も味わったことがない」という人には会ったことがありません。**

順風満帆がほとんどありえないというなら、失敗や挫折をどう受けとめるか、あらかじめ考えておくのがストレス対策になります。その後の人生の方向性を大きく左右することにもなるでしょう。

とはいうものの、失敗すれば落ち込みますし、挫折すれば気分は滅入ります。これは**脳の性格**ですから、ある程度はやむを得ないことです。でも、たった一度の失敗や挫折で挑戦をあきらめてしまうのはいけません。たとえば、ひどくフラれたからといって恋人をつくる努力をやめてしまえば、二度と恋人はできないでしょう。たった一度、試験に失敗したからといって勉強をやめてしまえば、二度目のチャンスは訪れません。大切なのは、**失敗や挫折にこそ成功や飛躍のためのヒントが隠されている**と思い、そこからなにかを学び取って再挑戦することです。

これについては、発明家のトーマス・エジソンも、「私たちの最大の弱点はあきらめることにある。成功するのに最も確実な方法は、常にもう一回だけ試してみることだ」と語っています。

たとえば、「告白が受け入れられなかったのはなぜだろう。そうだ、相手が自分のことをどう思っているかを考えていなかった気がする。次は、自分の気持ちだけではなく、相手の気持ちも考えて告白してみよう」「試験に合格できなかったのは、勉強の方法が間違っていたのかもしれない。合格した仲間に話を聞いて、勉強方法を見直してみよう」というように、「もう一度」試してみるのです。

再挑戦で成功している人は、あなたのまわりにも必ずいるはずです。たとえば「客観的に見ても自分より絶対にイケていないのに、異性にモテて、常に恋人がいる」という人や、「そんなに勉強しているようには見えないのに、いつも試験で上位をとる仲間」などがそうです。

なんともうらやましい存在に見えますが、彼らも間違いなく失敗や挫折を経験してきているはずです。それでもうまくいっているのは、「**失敗や挫折から学び取り、もう一度試した**」からではないでしょうか。

また、このように「次がある」と考える習慣をつければ、失敗や挫折で大きなストレスを抱えずにもすむはずです。

失敗しない人間はいません

保坂隆（ほさか・たかし）

保坂サイコオンコロジー・クリニック院長。

1952年、山梨県生まれ。慶應義塾大学医学部卒業後、同大学医学部精神神経科入局。東海大学医学部教授、聖路加国際病院リエゾンセンター長・精神腫瘍科部長、聖路加国際大学臨床教授を経て、現職。

著書に『精神科医が教える 50歳からの人生を楽しむ老後術』『精神科医が教える 50歳からのお金がなくても平気な老後術』『精神科医が教える 60歳からの人生を楽しむ孤独力』『精神科医が教える すりへらない心のつくり方』（だいわ文庫）がある。

本作品は当文庫のための書き下ろしです。

だいわ文庫

精神科医《せいしんかい》が教《おし》える

こじらせない心《こころ》の休《やす》ませ方《かた》

著者　保《ほ》坂《さか》隆《たかし》

二〇二三年三月一五日第一刷発行

二〇二四年一月一〇日第三刷発行

発行者　佐藤靖

発行所　大和《だいわ》書房

東京都文京区関口一—三三—四 〒一一二—〇〇一四

電話 〇三—三二〇三—四五一一

フォーマットデザイン　鈴木成一デザイン室

本文デザイン　小川恵子（瀬戸内デザイン）

本文イラスト　木下綾乃

編集協力　幸運社、岡崎博之、みなかみ舎

本文印刷　厚徳社　カバー印刷　山一印刷

製本　ナショナル製本

ISBN978-4-479-32048-7

乱丁本・落丁本はお取り替えいたします。

https://www.daiwashobo.co.jp